中药显微定量
技术与应用

主 编 刘亚蓉 刘海青

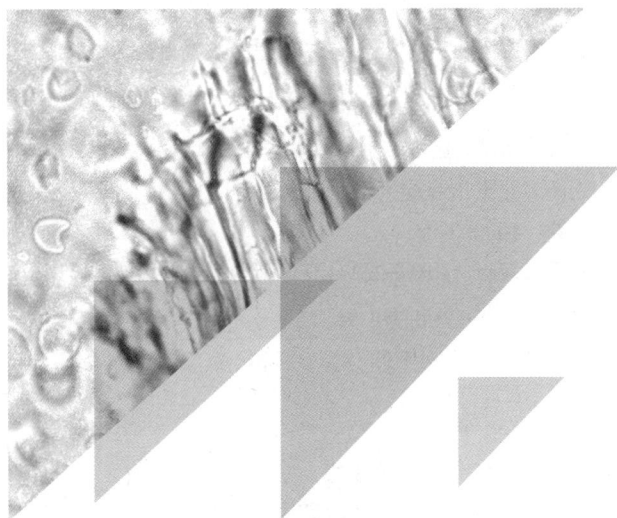

中国健康传媒集团 ·北京

中国医药科技出版社

内 容 提 要

本书是一部介绍中药显微定量技术的专著，旨在为中药质量控制研究提供科学依据和技术支持。全书以"理论基础—技术方法—实践应用"为主线，对具备中药粉末显微特征的中药材、中药炮制品和成成药，提供了显微定性、定量分析方法，较为系统地阐述了中药显微技术在现代中药质量控制中的重要作用。本书具有较强的学术性与实用性，可作为中药显微定性、定量分析研究的工具书，也可作为中药学（生药学）专业相关课程的参考书。

图书在版编目（CIP）数据

中药显微定量技术与应用 / 刘亚蓉 , 刘海青主编 .

北京 : 中国医药科技出版社 , 2025. 7. -- ISBN 978-7
-5214-5473-4

Ⅰ . R284

中国国家版本馆 CIP 数据核字第 20253P0036 号

策划编辑 郭紫薇　　**责任编辑** 郭紫薇
美术编辑 陈君杞　　**版式设计** 也　在

出版　**中国健康传媒集团** ｜ 中国医药科技出版社
地址　北京市海淀区文慧园北路甲 22 号
邮编　100082
电话　发行：010-62227427　邮购：010-62236938
网址　www.cmstp.com
规格　880 × 1230 mm $\frac{1}{32}$
印张　6 $\frac{7}{8}$
字数　190 千字
版次　2025 年 7 月第 1 版
印次　2025 年 7 月第 1 次印刷
印刷　天津市银博印刷集团有限公司
经销　全国各地新华书店
书号　ISBN 978-7-5214-5473-4
定价　**45.00 元**

获取新书信息、投稿、为图书纠错，请扫码联系我们。

编委会

主　编　刘亚蓉　刘海青

副主编　乔亚玲　王　珺　郑永彪

编　委　（按姓氏笔画排序）

尹雪勤　刘珂忻　宋　霞

张敏娟　钟民宽　韩生兰

前　言

随着传统中医药事业的蓬勃发展，中药质量控制与标准化研究日益受到重视。显微分析技术是现代中药鉴定学（生药学）的重要组成部分，凭借其操作简便、结果准确、重复性强以及设备价廉、易于普及的特点，在中药材、中成药的真伪鉴别、质量评价中发挥着不可替代的重要作用。在显微定性分析基础上，近年来大量显微定量的研究成果进一步提升了中药质量控制的科学性和精准性。

在本书编写期间，编者查阅了大量的文献资料，结合自身的工作和其他学者的案例，对中药显微定性、定量分析技术进行了较为系统的总结，梳理了中药显微定性分析的发展，归纳了中药粉末显微特征和定量数据，探讨了显微定量研究的原理与操作要点，旨在较全面地阐述中药显微分析技术的理论基础、方法学及应用实践，以期推动显微分析技术在中药标准化工作中的深入应用，助力中药产业高质量发展。全书分为三个部分，其一为概述部分，从中药显微分析技术的发展历程入手，系统介绍了中药显微定性鉴别的技术和方法，深入探讨了显微定量分析的原理与操作，回顾并展望显微分析技术在中药质量控制的实践应用与发展演进；其二为中药材的显微定量技术应用部分，聚焦中药材、中药炮制品的显微定性与定量分析研究；其三为中成药的显微定量技术应用部分，按照不同剂型的中成药梳理了显微特征的保留与变化规律，提供了显微定量分析的最新研究成果。

为方便读者理解，本书中的中药显微特征均配有示意图或显微照片；定量数据均标注检测方法与统计依据，部分中药材（如粉末特征易混淆品种）增设鉴别要点；按剂型分类的中成药则重点说明了不同生产工艺对显微定量结果的影响及解决方案等。

希望本书的出版能够为中药研究、生产、检验的同仁以及中药学（生药学）专业院校师生提供一本具有实用性和学术性的参考书。由于显微定量技术当前仍处于不断发展完善之中，加之时间有限，书中难免存在诸多不足之处，恳请各位读者不吝指正。

编　者

2025 年 6 月

目　录

第一章
概述

第一节　显微鉴别技术的发展……………………………………… 1

第二节　中药显微鉴别的方法……………………………………… 2

一、组织显微鉴别方法…………………………………………… 2

二、粉末显微鉴别方法…………………………………………… 4

三、显微化学鉴别的方法………………………………………… 5

第三节　中药显微定量的方法……………………………………… 6

一、参比物显微定量法…………………………………………… 6

二、非参比物显微定量法………………………………………… 9

三、显微定量研究案例…………………………………………… 13

第四节　中药显微研究的应用……………………………………… 14

一、中药材真伪鉴别……………………………………………… 14

二、中药材质量评价……………………………………………… 15

三、中药制剂质量控制…………………………………………… 16

四、促进新药开发………………………………………………… 16

五、中药显微定量测定…………………………………………… 17

第二章
中药材及中药炮制品的显微鉴别及显微定量技术应用

第一节　中药材显微鉴别及显微定量技术应用………　25

　　一、人参与西洋参…………………………………　25

　　二、大黄与藏边大黄………………………………　32

　　三、射干与川射干…………………………………　35

　　四、黄柏与关黄柏…………………………………　39

　　五、赤芍……………………………………………　42

　　六、蒲黄……………………………………………　43

　　七、甘草……………………………………………　45

　　八、槐花……………………………………………　47

　　九、肉桂……………………………………………　49

　　十、红花……………………………………………　51

　　十一、麝香…………………………………………　52

　　十二、人参芦头……………………………………　54

第二节　中药炮制品显微鉴别及显微定量技术应用……　56

　　一、蒲黄炭…………………………………………　56

　　二、槐花炭…………………………………………　58

　　三、藕节炭…………………………………………　60

　　四、鸡冠花炭………………………………………　62

　　五、牡丹皮炭………………………………………　64

第三章
中成药的显微定量技术应用

第一节　丸剂 ································· 68

一、概述 ································· 68

二、常见丸剂的显微定量 ················· 70

二陈丸 ····························· 70

六味地黄丸 ························· 76

栀子金花丸 ························· 83

疏风活络丸 ························· 89

回生第一丹丸 ······················ 92

羚翘解毒丸 ························· 94

羚羊清肺丸 ························· 97

牛黄解毒丸 ························· 99

香连丸 ····························· 104

知柏地黄丸 ························· 110

五子衍宗丸 ························· 113

礞石滚痰丸 ························· 118

橘红丸 ····························· 122

天麻丸 ····························· 127

苏合香丸 ··························· 131

逍遥丸 ····························· 135

杞菊地黄丸 ························· 139

八珍益母丸 ························· 141

第二节　散剂 ····························· 144

一、概述 ································· 144

二、常见散剂的显微定量 ································· 145

　七厘散　·········· 145

　五苓散　·········· 149

　五虎散　·········· 151

　五味清浊散　·········· 153

　参苓白术散　·········· 158

　珠黄散　·········· 160

　小儿脐风散　·········· 162

　蛇胆川贝散　·········· 166

　高勒图 – 宝日 –6（清咽六味散）·········· 168

第三节　片剂 ································· 172

一、概述 ································· 172

二、常见片剂的显微定量 ································· 175

　牛黄解毒片　·········· 175

　羚羊感冒片　·········· 178

第四节　胶囊剂 ································· 181

一、概述 ································· 181

二、常见胶囊剂的显微定量 ················· 182

　洋参丸（胶囊）　·········· 182

　天麻丸（胶囊）　·········· 186

　消渴生津胶囊　·········· 190

　复方丹参胶囊　·········· 192

第一章 概述

第一节 显微鉴别技术的发展

显微鉴别技术的起源可以追溯到 17 世纪显微镜的发明，在药学领域，早期的药剂师与植物学家巧妙运用简易的光学显微镜，深入探究药用植物的细胞结构奥秘，他们通过观察常见药用植物如薄荷、甘草等的组织细胞，来区分植物种类，为药材鉴别提供微观依据。当时主要集中在植物药材领域，而且所提到的植物细胞形状、细胞壁、细胞内含物等特征作为鉴别依据也是合理的，这些微观特征在现代中药鉴定的显微鉴别中依然是重要的鉴别要点。

到了 19 世纪，随着显微镜技术的进一步发展，光学显微镜的分辨率和成像质量得到提高。在药学界，逐渐形成了一套比较系统的植物药显微鉴别方法，在对植物药材进行研究时，制备横切片、纵切片以及其他特定方向的切片，以便全方位、多角度地观察其组织构造。与此同时，对细胞内含物的观察也迈向了新的高度，研究范畴不再局限于淀粉粒和草酸钙结晶，油脂滴、黏液质等物质也进入了研究人员的视野，进一步丰富了植物药显微鉴别的内涵与外延，推动了显微鉴别研究在微观领域的不断深入与发展。

20 世纪中叶，电子显微镜的问世成为微观观测领域的重大里程碑，其凭借卓越的分辨率性能，成功突破传统光学显微镜的局限，将可观测范围拓展至纳米级别的微观结构维度，为众多学科领域的研究提供了前所未有的高分辨率微观视野。在药材鉴别实践应用场景中，扫描电子显微镜（SEM）与透射电子显微镜（TEM）凭借其独特的技术优势，得到了广泛且深入的应用。不同植物的花粉粒在 SEM 下呈现出各具特色的形态，荷花花粉粒表面布满了明显的刺状突起，仿若微观世界中的小刺猬；而玉米花粉粒表面则相对平整光滑，分布着规则有序的孔状结构。这些独特的微观特征不仅可用于鉴别含有花粉类成分的药材，还能够为准确鉴定植物的来源提供关键线索，在植物分类学与药材鉴别领域发挥着重要作用。TEM 则侧重于揭示细胞内部的超微结构，如细胞器的精细形态与构造等，这对于深入研究药材细胞的生理功能以及活性成分的分布规律提供了不可或缺的有力工具，进一步拓展了显微鉴别技术在药学领域的深度与广度，为药学研究的精细化、科学化发展奠定了坚实的技术基础。

如今，中药显微技术取得了显著的发展，多种新兴技术和改进方法不断涌现，如原子力显微镜（AFM），它能够在纳米尺度上对中药样品表面进行高分辨率成像，展示细胞壁、细胞膜等超微结构的三维形貌和力学性质，这对于研究中药活性成分在细胞表面的吸附、渗透等过程具有独特优势；数字全息显微镜（DHM）具有快速、非接触、高分辨率等优点，在中药研究中，可用于对中药材的微观结构进行三维成像和动态监测，如观察中药材在炮制过程中的微观结构变化、中药细胞在生长和发育过程中的形态演变等。这些显微技术为中药的研究、质量控制、鉴定以及新药开发等领域提供了更为强大的工具和手段，有力地推动了中药现代化进程。

第二节　中药显微鉴别的方法

一、组织显微鉴别方法

对于根、根茎、藤茎、皮、叶、果实以及种子类中药材，通常采用制作横切片的方式来进行显微观察，必要时制作纵切片。

对于木类药材而言，由于其具有独特的生长轮结构、木质部与韧皮部的特定排列方式以及复杂的细胞类型组合，为了能够全面、系统且精准地揭示其三维立体的组织结构特征，需分别制作横切片、径向纵切片及切向纵切片进行全方位的观察。横切片展现生长轮、导管分布格局、纤维排列方式、射线宽高；径向纵切片展现细胞径向形态变化、射线纵向排列特征、导管径向壁特点；切向纵切片展现细胞切向形态分布规律、射线切向轮廓特点、轴向薄壁组织切向排列方式。以黄连根茎为例，其横切面皮层较宽，有石细胞散在，中柱鞘纤维成束或伴有少数石细胞，维管束外韧型，环列，束间形成层不明显，这些特征有助于鉴别黄连。

对于叶类药材而言，在显微结构上，叶的横切面可以观察到表皮、叶肉和叶脉等组织。以大青叶为例，其叶横切面上下表皮细胞各 1 层，外被角质层，叶肉栅栏组织与海绵组织无明显界限，主脉维管束外韧型，这些特征有助于鉴别大青叶。

对于果实类药材而言，果实的横切面可以观察到果皮、果肉（如果有）和种子等部分。以枸杞子为例，其横切面果皮细胞 1~2 层，呈类方形或长方形，外果皮薄，具角质层，中果皮为薄壁细胞，内含众多橙黄色颗粒状色素，内果皮为 1 列细胞，这些显微特征可作为枸杞子鉴别的重要依据。

对于种子类药材而言，种子的横切面可以观察到种皮、胚等结构。以杏仁为例，其横切面种皮表皮细胞 1 层，散有近圆形的橙黄色石细胞，内为多层薄壁细胞，有小型维管束，胚乳细胞多角形，内含糊粉粒及脂肪油，这些显微特征是鉴别杏仁的重要依据。

常用的制片方法有徒手切片法、石蜡切片法、冷冻切片法。徒手切片法适用于鲜材或软材，取小块药材，左手固定，右手持刀垂直速切 10~20μm 薄片，依刀片阻力和透明度控厚，切下薄片放试液防卷，选好的置载玻片，滴液铺匀盖片制成临时片。石蜡切片法适用于制高质量连续薄切片，药材切块（≤ 1cm³），速放固定液 12~24h 固形，经梯度乙醇脱水、二甲苯透明、56~60℃石蜡浸蜡包埋冷却，切片机切成 4~8μm 薄片贴载玻片，二甲苯脱蜡、乙醇复水至蒸馏水后染色观察。冰冻切片法主要针对含水量高、质软或对温敏感药材，用液氮或干冰 - 丙酮浴速冻药材并保持冻结，固定在切片机台，−20℃左右切 10~30μm 薄片，可直接贴片染色或先冷固定再染色。

二、粉末显微鉴别方法

中药材粉末鉴别需先将药材粉碎成粉末，再依质地选制片法。对于质地相对疏松的药材粉末，采用直接制片法，即取适量粉末置于载玻片上，滴加试液（如蒸馏水、稀甘油等），玻璃棒搅匀防团聚，轻盖盖玻片避气泡，如此制成的临时装片可供初步的显微镜观察使用，能够清晰呈现粉末中的细胞形态、组织碎片及内含物特征。对于部分质地较为致密或细胞结构紧密的药材粉末，采用透化制片法，即取适量粉末置于载玻片上，滴加适量的乙醇 - 甘油混合液，将载玻片在酒精灯上微微加热，防粉末烧焦或结构破坏，使细胞透化，冷却后滴蒸馏水或稀甘油，盖上盖玻片，制成透化制片，此方法有助于观察细胞壁的纹理、细胞内的细胞器以及一些微小的内含物结构，如淀粉粒的脐点和层纹、草酸钙结晶的形态细节等。

中成药一般对丸剂、片剂、胶囊剂、散剂等进行粉末鉴别研究。操作同粉末显微鉴别方法，值得注意的是，蜜丸可能需要适当添加少量蒸馏水或其他适宜的溶剂（如乙醇）来辅助研磨，使丸剂充分粉碎成均匀的粉末；有糖衣或薄膜衣的片剂，需要用刀片轻轻刮去包衣再进行显微观察。

三、显微化学鉴别的方法

显微化学反应是一种利用显微镜观察在药材切片、粉末或浸出液等微小样本上进行的化学反应的技术，其原理是某些化学成分在特定条件下与试剂发生反应，产生可以在显微镜下观察到的颜色变化、沉淀生成、结晶析出或气体产生等现象，从而可以对药材中的化学成分进行分析。显微化学反应主要用于细胞壁、糖类（如淀粉、菊糖、可溶性糖类）、黏液质和果胶质类、蛋白质（糊粉粒）、草酸盐、碳酸盐的鉴别。依据细胞壁的性质，可用于区别不同类型细胞壁构成，木质化细胞壁加间苯三酚试液 1~2 滴，稍放置，加盐酸 1 滴，因木化程度不同，显红色或紫红色；木栓化或角质化细胞壁遇苏丹Ⅲ试液，稍放置或微热，呈橘红色至红色；纤维素细胞壁遇氯化锌碘试液，或先加碘试液湿润后，再加硫酸溶液显蓝色或紫色；硅质化细胞壁遇硫酸无变化；黏液细胞壁遇钌红试液显红色。此外，菊糖遇到浓度为 25% 的 $\alpha-$ 萘酚与浓硫酸混合溶液整体呈现紫红色，并快速溶解。

显微化学定位一般用于中药材有效成分组织中的化学定位研究，确定其存在部位或动态转移途径。例如，对于含有生物碱类成分的药材，可选用改良碘化铋钾试液进行处理，将粉末制片后，在盖玻片一侧滴加改良碘化铋钾试液，利用毛细作用使其缓慢渗入粉末中，生物碱类成分会与试液发生反应，在显微镜下呈现出特定的橙红色沉淀或结晶，从而清晰地显示出生物碱在细胞内的分布位置和存在状态，为鉴别中药材的种类和质量提供重要依据。这种制片方法在中药材粉末鉴别中对于一些化学成分具有明确特征反应的药材具有独特的鉴别价值，能够从化学组成的微观层面进一步丰富中药材粉末鉴别的信息维度，提升鉴别的准确性和可靠性。

第三节　中药显微定量的方法

显微定量法是利用药材某种显微特征具有固定常数的特点，采用重量分析法或容量分析法测定药材百分含量的一种中药鉴定方法。根据是否运用参比物可将其分为参比物显微定量法和非参比物显微定量法。

一、参比物显微定量法

20世纪初，英国生药学家T.E.Wallis首创的"石松孢子法"开启了参比物显微定量法的先河。该法是以石松孢子为参考标准，测定混合粉末生药的比例量或粉末生药中外界掺杂物的含量。具体操作如下。

（一）样品准备

1. 中药材的预处理

首先要对中药材进行适当的粉碎。根据药材的质地，使用合适的粉碎工具。将药材粉碎至细粉状态，过筛，一般选择80~200目筛，以确保颗粒大小均匀，便于后续观察。

2. 石松孢子的准备

石松孢子需要从石松植物中采集。石松孢子囊通常位于叶腋处，当孢子囊成熟时，可以通过轻敲植株或使用软毛刷收集自然散落的孢子。收集后的孢子要进行清洗，去除杂质和其他植物组织碎片。可以将孢子悬浮在蒸馏水中，通过离心的方式，使杂质沉淀，然后倒去上清液，重复此过程2~3次之后，将清洗后的孢子干燥，可在室温下自然干燥或在低温的烘箱中干燥，保存备用。

（二）标准曲线的建立

1. 配制不同浓度的石松孢子悬液

准确称取一定量的干燥石松孢子，例如 0.1g，用适当的溶剂（如蒸馏水或 70% 乙醇，具体根据实验情况选择）溶解并定容至 100ml 容量瓶中，得到母液。然后通过逐步稀释的方法，配制出一系列不同浓度的石松孢子悬液，浓度范围可以从 10 个 /μl~1000 个 /μl。

2. 显微观察与计数

取某一浓度的石松孢子悬液滴加到载玻片上，用盖玻片覆盖，避免产生气泡。将载玻片放置在显微镜下，在合适的放大倍数下，观察石松孢子的分布情况。选定视野，对每个视野中的石松孢子进行计数。可以采用多个视野计数取平均值的方法，以减少误差。例如，对每个浓度的悬液观察 5~10 个视野，记录每个视野中的孢子数。

3. 绘制标准曲线

根据计数结果，以石松孢子悬液的浓度为横坐标（单位为个 /μl），以平均每个视野中的孢子数为纵坐标，绘制标准曲线。通过线性回归分析，可以得到标准曲线方程，该方程将用于后续样品的定量分析。

（三）样品与石松孢子混合及观察

1. 混合操作

称取一定量（如 1g）的已粉碎的中药材样品，放入小烧杯中，加入适量（如 10ml）的已知浓度的石松孢子悬液（根据前面建立标准曲线的石松孢子悬液浓度选择合适的浓度），用玻璃棒搅拌均匀，使样品颗粒和石松孢子充分混合，形成悬液。

2. 显微观察与计数

取混合后的悬液适量（如 10μl）滴加到载玻片上，用盖玻片覆盖后，在显微镜下观察。按照与制作标准曲线时相同的放大倍数和视野选择方法，对视野中的石松孢子和样品颗粒进行计数。

3. 定量计算

根据标准曲线方程和视野中石松孢子与样品颗粒的计数比例，计算样品中目标成分的含量。例如，如果在视野中石松孢子与样品颗粒的计数比为 2∶1，已知石松孢子的浓度为 C（根据加入的石松孢子悬液浓度确定），通过标准曲线计算出对应的样品颗粒浓度为 $C/2$，再结合样品悬液的配制情况，如样品质量、悬液体积等，可以计算出样品中目标成分在原始样品中的含量。

（四）注意事项

（1）整个操作过程要在洁净的环境中进行，避免杂质混入样品和孢子悬液中，影响计数和定量结果。

（2）显微镜观察时，要注意调节光源强度和焦距，确保能够清晰地看到孢子和样品颗粒，并且计数准确。

（3）样品和石松孢子悬液的混合要充分均匀，否则会导致计数偏差，进而影响定量结果的准确性。

此后众多学者对该方法进行了优化与改进，将具备纯净、粒度均匀且分散性能良好特质的海金沙孢子以及蒲黄花粉粒引入，使其取代石松孢子作为参比物。但由于参比物显微定量法为质量分析法，在操作过程中由于多次称量，易产生称量误差；另外在掺入参比物时，要求绝对均匀，但实际操作中只能尽最大可能均匀，因此参比物显微定量法目前已被非参比物显微定量法所取代。

二、非参比物显微定量法

非参比物显微定量法是利用中药自身所具有的某种显微特征固定常数，采用容量分析法等手段直接测定药材含量的鉴定方法。它主要基于中药材自身稳定的显微特征，如非腺毛、腺毛、分泌组织（树脂道、乳汁管、油管、油室、油细胞等）、机械组织（如石细胞）、后含物（草酸钙、碳酸钙晶体、菊糖等）等特征的数量。在同一种药材的不同样本中，这些显微特征通常呈现相对稳定的比例关系，通过对这些显微特征的测量和分析，结合相应的数学模型或计算公式，能够推算出药材中目标成分的含量。具体操作如下。

（一）样品准备

1. 中药材的粉碎与过筛

选取具有代表性的中药材，将其粉碎成细粉。粉碎时可使用研钵、粉碎机等工具，粉碎后过筛，使样品粒度均匀一致，一般要求通过 80~100 目筛。

2. 样品预处理及制片

根据中药材的性质和后续制片的需要，可能需要对样品进行预处理。例如，对于含有较多油脂或挥发油的药材，可先用石油醚等有机溶剂进行脱脂处理；对于质地较硬的药材，可进行软化处理，如在潮湿的环境中放置一段时间或用适当的试剂浸泡。根据样品特性制片。

（二）显微观察与测量

在显微镜下观察制片中的细胞、组织或内含物等特征，并进行计数或测量。可以选择多个视野进行观察，以提高结果的准确性和代表性。

（三）数据处理与定量分析

根据观察和计数的结果，计算出单位面积或单位体积内的细胞、组织或内含物的数量，或计算出不同类型细胞或组织之间的比例关系。根据样品的特点和研究目的，选择合适的定量分析方法，如直接计数法、面积测量法、体积测量法等，对样品中的有效成分或指标性成分进行定量分析。对多次测量的数据进行统计分析，如计算平均值、标准差、变异系数等，以评估测量结果的准确性和可靠性。

1.计算方法

（1）直接计数法

单个成分计数：对中药样品中的某一种细胞或颗粒成分进行定量，如某种植物细胞中的淀粉粒数量。在显微镜下选择多个视野（通常至少10个），记录每个视野中目标成分（如淀粉粒）的数量，然后计算平均值。例如，观察了10个视野，淀粉粒数量分别为 n_1，$n_2 \cdots\cdots n_{10}$，则平均每个视野的淀粉粒数量

$$N = \frac{n_1 + n_2 \cdots\cdots n_{10}}{10}$$

如果已知显微镜视野对应的面积 S（可以通过测微尺测量视野直径来计算面积），假设视野为圆形，面积

$$S = \pi \left(\frac{d}{2}\right)^2$$

式中 d 为视野直径，并且知道样品制片覆盖的总面积 A，那么样品中的淀粉粒总数

$$N_{\text{total}} = N \times \frac{A}{S}$$

不同成分比例计算：当需要计算两种或多种成分的比例关系时，同样进行多个视野的观察和计数。比如计算中药细胞中淀粉粒 N_s 和草酸钙结晶 N_c 的比例，分别计数出淀粉粒数量和草酸钙结晶数量，则它们的比例

$$P = \frac{N_s}{N_c}$$

（2）面积测量法

对于一些形状规则的成分，如细胞或组织区域，可以通过测量其面积来定量。在显微镜下，使用图像分析软件或者带有刻度的目镜测微尺来测量目标区域的面积。首先要对测微尺进行校准，确定每个刻度对应的实际长度，假设测微尺每个刻度对应的实际长度为 L，通过数目标区域所占的刻度数 n，可以计算出目标区域的边长或直径等尺寸。例如，对于一个近似圆形的细胞，测量其直径占测微尺的刻度数为 n，则细胞直径

$$d = n \times L$$

细胞面积　　　　　　$$A = \pi \left(\frac{d}{2}\right)^2 = \pi \left(\frac{n \times L}{2}\right)^2$$

如果要计算某一成分在整个样品区域中所占的面积比例，需要分别测量目标成分的面积总和 A_{target} 和整个观察区域的面积 A_{total}，比例

$$p = \frac{A_{target}}{A_{total}}$$

（3）体积测量法（适用于三维结构）

对于一些具有一定厚度的组织或细胞团块，需要考虑其体积。可以采用类似于面积测量的方法，结合厚度来计算体积。先测量平面上的尺寸，如长 a、宽 b（通过测微尺测量），再测量厚度 h（共聚焦显微镜来获取厚度信息），则体积

$$V = a \times b \times h$$

当计算某种成分的体积占比时，分别计算目标成分的体积总和 V_{target} 和整个样品的体积 V_{total}，占比

$$p = \frac{V_{target}}{V_{total}}$$

2. 结果分析

（1）准确性评估

重复性分析：对同一样品进行多次独立的显微定量实验，计算每次实验结果的平均值、标准差和变异系数。变异系数

$$CV = \frac{标准值}{平均值} \times 100\%$$

如果变异系数较小（通常小于 10%），说明实验的重复性好，结果较为可靠。

与已知标准对比：如果有已知含量或标准的样品，将实验结果与之对比。例如，已知某中药中有效成分的含量为 10%（通过化学分析方法确定），通过显微定量法得到的结果为 9.5%，说明结果与已知标准较为接近，准确性较高。

（2）可靠性评估

样本代表性分析：检查样品的采集和制备过程是否合理，确保所选取的样品能够代表整个中药批次。例如，对于根类中药，要确保采集了根的不同部位，如根尖、根中部、根基部的样品进行粉碎和制片，避免因样品偏差导致结果不准确。

制片质量影响：制片过程中的因素如制片的厚度、均匀性、是否有气泡等都会影响观察和定量结果。如果制片过厚，可能会导致一些细胞重叠，影响计数；如果有气泡，可能会遮盖部分细胞或组织，使观察范围变小。通过对制片质量的检查和比较，可以评估结果的可靠性。

（3）数据的统计分析

相关性分析：如果同时测量了多个指标，如细胞数量和有效成分含量，可以进行相关性分析。例如，研究发现中药中某种细胞数量与有效成分含量呈正相关，这可能意味着这种细胞与有效成分的产生或储存有关，为进一步研究中药的质量和药理作用提供线索。

差异显著性分析：当比较不同中药样品或不同处理组，如

不同产地、不同采收时间的同一种中药时，通过统计学方法，如 t 检验、方差分析等，来判断差异是否显著。例如，通过 t 检验发现，两种产地的中药样品中某细胞类型的数量有显著差异 $P < 0.05$，这表明产地因素可能对中药的质量或成分有影响。

通过上述准确性评估、可靠性评估以及数据的统计分析等多方面举措，可以较为全面、科学地评判非参比物显微定量法所得结果的质量，为其在相关研究和应用中的有效性提供有力支撑。

三、显微定量研究案例

在中药材显微定量研究方面，史锐等测定了 12 个品种桑叶非腺毛的显微特征常数，发现不同品种桑叶非腺毛的显微特征常数具有一定的差异性，证明采用显微定量法测定桑叶非腺毛的显微特征常数来作为评价桑叶质量的标准是可行的、科学的。那红宇等选取锦灯笼果实中的石细胞为显微特征细胞，利用显微特征指数区别不同产地锦灯笼药材。杨迪等利用淀粉遇碘变蓝的性质，建立了基于光学显微技术的淀粉粒计量方法，发现淀粉粒变化规律为：40 头 > 60 头 > 120 头 > 无数头 > 筋条 > 绒根 ≈ 剪口，用于评价不同规格等级的三七。王振恒等测量了蒙古黄芪横切面组织木射线数、木质部宽度、木栓层宽度、韧皮部宽度 / 木质部宽度显微定量参数，并用 HPLC 测量质量标志物中 7 个化学成分，运用 SPSS 进行统计分析，发现其横切面组织形态可以描述质量标志物含量，为蒙古黄芪药材商品等级划分的综合依据提供了新的科学基础。张大川通过对产地 60 批牛蒡子药材进行冰冻切片 – 显微切割 – 液质联用系列研究，发现其石细胞个数显微特征指数、石细胞面积显微特征指数与牛蒡苷含量呈高度负相关，并提出符合《中华人民共和国药典》（简称《中国药典》）牛蒡子药材含牛蒡苷不得少于 5.0% 时，符合国家标准的牛蒡子药材其个数显微特征指数不应高于每毫克 60.81 个，面积特征指数不应高于 61.77 万 $\mu m^2/mg$。

在中成药显微定量研究方面，袁巍等以中药丁香自身作为标准代替参比物，同时运用容量分析法和中药显微定量法测定苏合香丸中丁香的含量，凭借简便快捷的优势准确地判定苏合香丸中是否含有中药丁香及丁香的投药量是否符合《中国药典》要求，为苏合香丸的质量评价提供了新的有效的研究方法。刘子薇等确立七厘散中红花的显微定量方法，以被测物中药红花本身来取代参比物，用容量分析的方法和显微定量法联合来测定七厘散中红花的含量，其结果红花的含量符合七厘散在《中国药典》中的规定标准。李娜创建了六味地黄丸中牡丹皮与山茱萸的显微定量方法，并分析了牡丹皮的草酸钙簇晶和丹皮酚、山茱萸的果皮表皮细胞与马钱苷的相关性。结果表明，牡丹皮草酸钙簇晶显微特征常数与丹皮酚含量呈低水平负相关，山茱萸果皮表皮细胞显微特征常数与马钱苷含量呈低水平正相关。

显微定量常用于易混淆中药鉴别与中成药活性成分含量测定。针对具显著显微特征的中药，用数理统计分析其显微特征常数与活性成分的相关性，突破传统，多维度评估中药品质，提升质量控制水平，保障临床应用与产业发展。对于显微特征明显但化学成分不明或复杂的中药，传统化学分析难控质量，显微数量化则可将其固有显微特征量化，实现有效质控，丰富评价手段。不过，显微数量化也有局限，对显微特征不明显或难观察的中药不适用。

第四节 中药显微研究的应用

一、中药材真伪鉴别

在中药材市场中，由于经济利益的驱使，伪品和混淆品屡见不鲜，这给临床用药安全带来了极大的隐患，中药显微鉴别在中药材真伪鉴别方面发挥着至关重要的作用。例如，人参作为一种名贵中药材，常存在被其他植物根冒充的情况。正品人参木栓层为数列细胞，韧皮部中散有树脂道，内含黄色分泌物，形成层成环，木质部导管多成单列，径向稀疏排列，薄壁细胞中含草酸钙簇晶等。而冒充品商陆根的显微结构与人参有明显差异，其木栓层较厚，无树脂道，有异型维管束等，借此可准确区分。又如，柴胡与银柴胡亦易混淆，柴胡的皮层中有油管，木质部导管呈放射状排列；而银柴胡则具有裂隙状的木栓细胞，无油管，且有砂晶等内含物，依此能精准鉴别，防药材错用，确保临床用药准确有效。

二、中药材质量评价

中药材质量受多种因素左右，与临床疗效紧密相关，显微鉴别为其评价提供关键手段。以当归为例，其有效成分集中于韧皮部油室，油室大小、数量与分布可初判质量，生长年限较长、品质优良的当归，其油室通常较大且分布均匀，内含物丰富；而质量较差的当归，油室可能较小、数量较少或内含物不足。甘草亦如此，优质品韧皮部纤维束有晶鞘纤维，淀粉粒多且脐点显；若异常则说明质量不佳，或因生长或加工问题导致。

此外显微鉴别还可用于中药炭药的质量判别，在正常的炒炭过程中，药材的外部颜色会逐渐变黑，内部组织也会因受热而发生炭化、皱缩等变化，通过显微镜观察这些微观结构的改变程度、均匀性以及与标准炭药的特征相符程度，可对其质量进行评估。如生蒲黄花粉粒为类圆形或椭圆形，表面有网状雕纹，周边轮廓线光滑，呈凸波状或齿轮状，具明显的单萌发孔；而蒲黄炭的花粉粒则破碎较多，外壁雕纹模糊，颜色变深，部分细胞结构炭化，呈现出黑色的块状或碎片状结构。如果蒲黄炭的显微观察中发现花粉粒炭化不完全，存在较多未变化的生药特征结构；或者炭化过度，导致组织结构完全消失，无法辨认其原有形态，都可能表明其炮制质量不佳。槐花炭同理，其花粉粒与萼片细胞炭化异常会影响质量和疗效。

通过对这些显微特征的综合分析，可以对中药材的质量进行量化评估，为中药材的种植、采收、加工和贸易提供科学的质量标准和指导。

三、中药制剂质量控制

中药制剂是由多种中药材经提取、浓缩、成型等工艺制备而成，其质量稳定性和一致性对于临床疗效至关重要。中药显微鉴别在中药制剂的质量控制中具有不可或缺的地位，在中药制剂的生产过程中，首先需要对原料药进行严格的显微鉴别，确保其来源正确、质量合格。例如，在制备六味地黄丸时，需要对熟地黄、山茱萸、牡丹皮、山药、茯苓、泽泻等六味药材进行显微鉴别，检查是否含有相应药材的特征性显微结构，如熟地黄的薄壁细胞中含有棕色类圆形核状物，山茱萸的果皮表皮细胞呈多角形等，以防止原料药的错投或掺假，保证制剂的起始原料质量可靠。对于中药制剂的中间产品和成品，显微鉴别同样可以用于监测其质量稳定性，通过观察制剂中是否存在杂质、药材混合是否均匀等问题，及时发现生产过程中的质量波动，并采取相应的措施进行调整和改进。

四、促进新药开发

新药开发过程中，显微鉴别技术可鉴定新药用资源，通过对大量未知植物、动物或矿物的显微特征进行观察和分析，结合化学成分检测和药理活性筛选，发现具有潜在药用价值的新物种或新部位，为新药研发提供丰富的原材料来源。其次，在药物剂型设计和制剂工艺优化方面，显微鉴别技术能够提供关键的信息，例如，在制备中药纳米制剂时，可观察药物颗粒的大小、形状和分散状态，确保药物能够达到预期的纳米尺寸和均匀分散程度，提高药物的生物利用度和疗效。同时，通过显微观察药物在不同剂型中的释放过程，如从片剂、胶囊剂中的溶出情况，以及在靶向制剂中的分布和定位等，为优化制剂配方和工艺提供直观的依据，加速新药的研发进程，提高新药开发的成功率，推动中药现代化和国际化的发展。

五、中药显微定量测定

中药鉴定由简单的显微特征辨别，发展到对其进行显微特征定量、显微组织测定，并结合化学方法对其质量进行控制，该方法成了生药鉴别、真伪优劣及其含量测定的实用技术。樊柳园等以中药显微定量（测量）为出发点，系统总结了数量化的显微特征在中药材、中药饮片及中药制剂品质鉴定中的应用。

（一）中药（混合）粉末显微定量

药材粉末显微定量法主要有两种：参比物显微定量法和非参比物显微定量法。陈家春等采用非参比物的方法对经炭化后的中药炮制品进行显微特征定量分析，为炭制的中药炮制品质量控制提供了一个量化的指标。王伟等采用非参比物显微定量法，根据两处方均含有一定量的木化纤维的特点，对两种中药极细粉散剂中的颗粒数进行测定，确定了粒度大于 75μm 的颗粒作为其显微定量的特征物。陈家春等又采用非参比物显微定量法，分别对牡丹皮、藕节、槐花和鸡冠花的生药及炭药显微特征微粒数进行了检测，结果表明炭药每毫克中药所含显微特征微粒数可作为判断该中药炒炭炮制品控制火候的依据之一。

显微定量计算主要分为两种情况：一是所测定的样品为纯净中药（即单味药）；二是所测定的样品为混合性中药，包括中成药和复方药。

（二）纯净中药材及饮片的显微特征常数计算

1. 参比物显微特征常数

利用比重法和面积测定计算，每毫克参比物个数平均值，利用这个数值作为重量指示物，可对样品中的单味中药进行定量分析，其计算公式如下。

$$P = \frac{N \cdot W \cdot N_1}{S \cdot M} \qquad (1)$$

$$X = \frac{N \cdot W \cdot N_1 \cdot 100}{S \cdot M \cdot P} \qquad (2)$$

式中　P——单位中药每毫克中某一显微特征数；

　　　N——25（或 10）个视野中微特征数；

　　　W——所取参比物的重量（mg）；

　　　S——相同视野中的参比物数；

　　　M——样品的重量（mg）；

　　　X——样品中单味中药的百分量。

2. 非参比物显微特征常数

通过对特定体积的不同浓度纯净药材粉末水溶液的特征指标进行计量，制得相应的标准曲线，从而计算出每毫克纯净药材所含的显微特征数，其计算公式如下。

$$P = \frac{显微个数}{mg} = \frac{X \cdot V}{V_1 \cdot W}$$

式中　X——单个玻片下特征个数；

　　　V——药材粉末混悬液总体积（ml）；

　　　V_1——盖玻片下药材粉末混悬液体积（ml）；

　　　W——实验称取药材量（mg）。

后来有学者在此显微定量方法的基础上，利用线性分析方法确定样品取样量，结合正交试验方法，优化混悬液配比，对混悬液稳定性进行考察，实验方法是可行的。

（三）成方、复方中某中药的百分含量计算

单味中药粉末的显微特征是中成药、复方药显微特征的鉴定基础。依据纯净药材的显微特征数的方程或者标准曲线，可以求得混合粉末、成方和复方中含相应药材的百分含量，其计算公式如下。

$$样品含量（\%）= \frac{X \cdot V \cdot 100}{V_1 \cdot W \cdot P}$$

式中，P 为纯净药材显微特征个数（个/mg），其余字母表示同纯净药材显微特征常数的计算。

（四）粉末显微定量在中药品质鉴定的应用

显微特征的选取对显微定量具有重要意义。显微定量方法要求所测定的中药在显微镜下有明显的显微特征，进而对专属性强的显微特征进行计量。中药显微鉴定常常以非腺毛、腺毛、分泌组织（树脂道、乳汁管、油管、油室、油细胞等）、机械组织（如石细胞）、后含物（草酸钙、碳酸钙晶体、菊糖等）为鉴别指标。在确定显微特征物后，结合显微定量对中药品质进行鉴定。苑冬敏等通过测定黄柏粉末中的石细胞的显微特征数，采用高效液相法对黄柏的指标成分盐酸小檗碱进行了含量测定，建立显微特征数与指标性成分的相关性，对黄柏进行质量评价。刘歆韵发现白芍中草酸钙簇晶的显微特征常数与芍药苷含量具有显著的相关性。郑秀茜等以人参的草酸钙簇晶为显微特征物，根据不同年限不同部位特征物含量对园参和石柱参的不同年限进行鉴别。张洪春等对9种老鹳草类药材进行比较鉴别，通过显微特征草酸钙簇晶常数的差别，达到区别及鉴定不同品种老鹳草的目的。洪霞等利用成药中不同成分在显微镜下特征不同的特点，对大黄的簇晶、羚羊角的不规则碎片、珍珠的不规则碎片进行计数统计。

对于花类或带花类药材（如金银花、红花、槐花等）显微

特征的选取，目前大部分均以花粉粒的颗粒数作为其显微特征常数，对其药材粉末混悬液进行花粉粒数目的测定。罗文蓉等用显微定量法和成分分析含量对不同采收时期槐花、槐米两者每毫克花粉粒数及芦丁含量进行比较，其结果显示在相同条件下，槐花花粉粒数量是槐米的 3.5 倍，而芦丁含量前者低于后者。同时，有学者研究发现，槐米花粉粒越少，芦丁含量越高。李庆等通过对莲须花粉粒的显微特征指数及莲须中异槲皮苷、槲皮素、木犀草素、山柰酚及异鼠李素含量的数据进行相关性分析，建立了一种基于花粉粒显微特征指数测定的莲须药材质量评价的新方法。陈如利用显微量化法对金银花、红花及槐米进行产地区分并对不同类型的掺杂模型进行鉴别，其结果表明微量化法能较全面反映不同产地金银花、红花和槐花的显微特征，花粉粒等可作为同科不同属药材（金银花与山银花）和不同花期药材（槐米与槐花）的鉴别手段。吴楠等通过研究菊花中花粉粒的显微特征常数与绿原酸含量的相关性，建立其药材质量控制的方法。而对于菊花药材质量控制的研究，陈聪慧增加了非腺毛作为其显微特征常数。厉姐等通过对红花花粉粒显微特征常数及指标性成分羟基红花黄色素 A 含量的测定，表明红花花粉粒的显微特征常数的数值愈大，羟基红花黄色素 A 的含量愈大。

显微定量法简便、快速，结果可靠性大，近 20 年来被广泛应用到多种中成药及中药散剂粒度测定方面。石俊英等通过测定一定重量的纯净药材金银花、茯苓的显微特征常数，进而根据该特征常数计算出金银花、茯苓在混合粉末及中成药中的含量。李娜利用显微定量法，对六味地黄丸中的牡丹皮中草酸钙簇晶显微特征常数山及茱萸中果皮表皮细胞显微特征常数进行测定，并分别探讨其与丹皮酚含量、马钱苷含量相关性，对该中成药进行品质评价。胡青等对复方丹参片中三七的显微鉴别方法采用植物组织分布率进行研究，建立了半定量方法，并对复方丹参片中三七的投料是否足量进行初步的判断。姜清华等采用容量分析法配合显微定量法测定中成药羚羊清肺丸中羚羊角的含量，为该中成药的品质评价提供参考。历姐等采取均匀设计方案，以被测物款冬花本身取代参比物，用容量分析的方法和显微定量法联用来测定款冬花的含量，方便、快速地判断橘红丸中款冬花的有无及投料情况。陈桂卿等以天麻特有的木化后壁细胞为显微计数特征，对天麻丸中的天麻含量进行测定。

显微数量化用于中药研究涉及的领域较为广泛，主要用于易混淆中药的鉴别及中成药的含量测定等方面。目前随着各学科的交叉发展，结合中药鉴定学与中药化学在中药学研究的方法，将中药活性成分与植物内部组织结构联系起来，从中药化学成分的生物来源角度研究中药，将具有一定显微特征的中药的显微特征常数与其活性指标成分进行相关性分析，从而为中药的真伪优劣提供参考依据。对于显微特征明显，因化学成分不明确或组成成分复杂的中药，无法用化学方法对其质量进行控制时，可利用显微特征是药材自身的固有常数这一性质，将显微特征数量化以达对其进行质量控制研究；然而对于显微特征不明显或不易观察的中药，该方法将会受到限制。

参考文献

［1］潜伟. 现代科学的利器 - 电子显微镜的发明［J］. 科技导报，2009（18）：1.

［2］刘剑霜，谢锋，吴晓京，等. 扫描电子显微镜［J］. 上海计量测试，2003（6）：37-39.

［3］焦立公，刘景，陈浩，等. 原子力显微镜应用于不同产地中药材质地鉴别的定量化研究［J］. 中国中药杂志，2012（8）：3.

［4］何炳恩，龚湘君. 神奇的数字全息显微镜［J］. 科学，2022，74（3）：19-23.

［5］詹利平，胡德奇，赵鑫. 药用植物学习指导［M］. 上海：第二军医大学出版社，2012.

［6］闻淑清，赵飞．中药材常见化学成分的定性检查方法［J］．长春中医学院学报，1997（3）．

［7］王畅．植物细胞中的后含物在中药显微鉴定中的应用［J］．智慧健康，2023，9（4）：91-94.

［8］林丽，施晓龙，高素芳，等．显微组织化学定位在中药研究中的应用［J］．中国现代中药，2014，16（6）：505-509.

［9］樊柳园，朱华，滕建北，等．显微数量化在中药品质鉴定的应用［J］．中华中医药学刊，2019，37（8）：1868-1872.

［10］李精云，刘延泽．中药显微定量法的研究概况［J］．中医学报，2012，27（7）：852-855.

［11］史锐，黄晓彤，丛龙娇，等．桑叶非腺毛显微特征常数的测定［J］．广东蚕业，2022，56（6）：8-10.

［12］那红宇，张振秋，许亮．中药锦灯笼果实显微特征指数的定量研究［J］．中华中医药学刊，2021，39（6）：249-252.

［13］杨迪，杨杰，鲁瑶，等．基于光学显微技术的淀粉粒计量方法及其在中药三七中的应用［J］．广东化工，2024，51（5）：135-138.

［14］王振恒，马定财，邵晶，等．甘肃栽培蒙古黄芪横切面组织显微定量与质量标志物含量的相关性研究［J］．中国现代应用药学，2024，41（6）：767-776.

［15］张大川．牛蒡子药材显微特征指数法质量评价及机制初步研究［D］．辽宁中医药大学，2021.

［16］袁巍，康廷国，张慧．苏合香丸中丁香的显微定量研究［J］．辽宁中医杂志，2020，47（6）：155-157.

［17］李娜．六味地黄丸中牡丹皮、山茱萸显微定量研究［D］．辽宁中医药大学，2009.

［18］刘子薇，谢林辰，靳羽含，等．七厘散中红花的显微定量研究［J］．药学研究，2020，39（7）：385-387，393.

［19］王珺，张南平．中药显微鉴别研究与应用进展［J］．中国药事，2018，32（8）：1051-1057.

［20］庄元春，税丕先，朱烨．人参与商陆的生药学鉴别［J］．

时珍国医国药，2005，16（11）：2.

［21］周新蓓，欧阳荣. 中药饮片银柴胡与混伪品的对比检识
［J］. 湖南中医药大学学报，2008，28（2）：3.

［22］冯彬彬，张建海. 当归质量标准评价研究进展［J］. 安
徽农业科学，2019，47（3）：22-25.

［23］杨春花. 不同产地甘草的质量评价研究［D］. 吉林农业
大学，2006.

［24］陈家春，李志雄，毛维伦. 中药炭药的显微定量［J］.
中国医院药学杂志，2000，20（9）：3.

［25］王议忆，周展来，李卫先. 地榆，蒲黄炒炭炮制前后显
微特征比较［J］. 中医药导报，2008，14（12）：2.

［26］陈家春，李志雄，毛维伦. 槐花炭等4味炭药的显微定
量分析［J］. 时珍国医国药，2000，11（1）：2.

［27］苑冬敏，刘扬，栾晓静，等. 黄柏的显微定量研究［J］.
中华中医药学刊，2007，25（5）：964-966.

［28］刘歆韵. 逍遥丸中白芍、茯苓的显微定量研究［D］. 辽
宁中医药大学，2010.

［29］罗文蓉，杨扶德，常丽虹. 槐花的花和花蕾显微定量与
含量测定的比较研究［J］. 甘肃中医学院学报，2001，18（3）：17.

［30］吴楠. 杞菊地黄丸中菊花、八珍益母丸中益母草显微定
量研究［D］. 辽宁中医药大学，2011.

［31］厉妲，张静，张建逵，等. 红花显微特征常数与化学成
分相关性［J］. 中国实验方剂学杂志，2014，20（19）：57-60.

［32］石俊英，宋广运. 中药显微定量法的研究［J］. 中药通
报，1985，10（10）：443-445.

［33］姜清华，翟延军，王荣祥. 羚羊清肺丸中羚羊角的显微
定量研究［J］. 中药材，2004，27（2）：90.

［34］厉妲，张建逵，梁鹂，等. 橘红丸中款冬花的显微定量
研究［J］. 现代中药研究与实践，2016，30（6）：25-30.

［35］陈桂卿，马彦彪，冯辉等. 天麻丸中天麻的显微定量
［J］. 内蒙古中医药，2000（19）：87-89.

［36］王伟，郭庆梅，周凤琴，等．用显微定量法检测中药极细粉散剂粒度的尝试［J］．辽宁中医杂志，2015，42（3）：566-568.

［37］郑秀茜，王晶，潘凤月，等．不同年限园参和石柱参不同部位的显微定量鉴别［J］．沈阳药科大学学报，2013，30（5）：392-398.

［38］张洪春，尹海波，王婷，等．老鹳草类药材的显微定量研究［J］．辽宁中医药大学学报，2008（5）：155-156.

［39］洪霞，王利华．中药显微定量的方法研究［J］．黑龙江医药科学，2002，（3）：40.

［40］李庆，郭爽，张建逵，等．莲须显微特征指数与化学成分相关性研究［J］．中华中医药学刊，2018，36（2）：348-350.

［41］陈如．金银花、红花和槐米的显微量化研究［D］．广州中医药大学，2014.

［42］陈聪慧，康廷国．栀子金花丸中金银花的显微定量研究［J］．中国现代中药，2011，13（11）：43-45.

［43］胡青，于泓，崔亚君，等．复方丹参片显微定量及异性有机物检查方法改进的研究［J］．药学研究，2016，35（2）：74-76.

第二章
中药材及中药炮制品的显微鉴别及显微定量技术应用

第一节　中药材显微鉴别及显微定量技术应用

一、人参与西洋参

（一）人参

【来源】人参为五加科植物人参 *Panax ginseng* C.A.Mey. 的干燥根和根茎。多于秋季采挖，洗净经晒干或烘干。栽培的又称"园参"；播种在山林野生状态下自然生长的又称"林下山参"，习称"籽海"。

【性味与归经】甘、微苦，微温。归脾、肺、心、肾经。

【功能与主治】大补元气，复脉固脱，补脾益肺，生津养血，安神益智。用于体虚欲脱，肢冷脉微，脾虚食少，肺虚喘咳，津伤口渴，内热消渴，气血亏虚，久病虚羸，惊悸失眠，阳痿宫冷。

【用量与用法】3~9g，另煎兑服；也可研粉吞服，一次 2g，一日 2 次。

【注意】不宜与藜芦、五灵脂同用。

【显微鉴别】

1. 横切面

（1）木栓细胞数列，无色、淡黄色或淡黄棕色，类方形或类多角形，排列整齐紧密；细胞壁薄，细波状弯曲，非木化或微木化。

（2）栓内层细胞数列，类长方形或椭圆形，内含多数草酸钙簇晶。

（3）近形成层有树脂道 3~5 个，呈径向稀疏排列成行，其完整横切面可见断续稀疏排列成 3~5 环。

（4）树脂道内含黄色、金黄色或棕色条块状物。

（5）形成层明显。

（6）木质部导管较少，多 2~3 列稀疏径向排列。

（7）木射线明显，木薄壁细胞与木射线细胞中含较多草酸钙簇晶。

（8）薄壁细胞内多含大量细小淀粉粒。

2. 粉末（图 2-1-1 人参粉末显微特征图）

（1）粉末淡黄色。

（2）草酸钙簇晶较多，直径 20~86μm，晶瓣较少，先端大多尖锐。

（3）木栓细胞近无色或淡黄色，类方形或类多角形，壁薄，细波状弯曲，非木化或微木化。

（二）西洋参

【**来源**】西洋参为五加科植物西洋参 *Panax quinquefolium* L. 的干燥根。均系栽培品，秋季采挖，洗净，晒干或低温干燥。

【**性味与归经**】甘、微苦，凉。归心、肺、肾经。

【**功能与主治**】补气养阴，清热生津。用于气虚阴亏，虚热烦倦，咳喘痰血，内热消渴，口燥咽干。

【**用法与用量**】3~6g，另煎兑服。

【**注意**】不宜与藜芦同用。

【显微鉴别】

1. 横切面

（1）木栓细胞数列，无色、淡黄色或淡黄棕色，类长方形或多角形，排列整齐紧密；细胞壁薄，细波状弯曲，非木化或微木化。

（2）栓内层细胞数列，类长方形或椭圆形，内含多数草酸钙簇晶。

（3）初生韧皮部几无裂隙，韧皮薄壁细胞内含少量草酸钙簇晶。

（4）近形成层有树脂道 3~4 个，呈径向稀疏排列成行，其完整横切面可见断续稀疏排列成 3~4 环。

（5）树脂道内含黄色、金黄色或黄褐色块状及油滴状类树脂物，其周围有内含油滴或颗粒状分泌物的分泌细胞环绕。

（6）形成层明显。

（7）木质部导管较少，多单个稀疏径向排列。

（8）木射线明显，木薄壁细胞与木射线细胞中几无草酸钙簇晶。

（9）薄壁细胞内多含大量细小淀粉粒。

2. 粉末（图 2-1-2 西洋参粉末显微特征图）

（1）粉末米黄色或淡黄白色。

（2）草酸钙簇晶较少，直径 13~78μm，晶瓣较多且大多先端尖锐。部分草酸钙簇晶中心部富集晶体，呈菊花状。

（3）木栓细胞近无色、淡黄色或淡黄棕色，类长方形或类多角形，壁薄，细波状弯曲，木化或微木化，有时可见纹理。

（三）人参、西洋参的显微定量研究

1. 林下山参和园参的显微定量研究

王丽通过显微定量法对林下山参和园参进行鉴别研究。精密称取林下参和园参样品粉末（50目）20mg，加入水合氯醛试液1ml轻摇混匀，分别精密量取0.020ml上述混悬液、透化，再加0.010ml水合氯醛透化，滴加0.015ml稀甘油装片于显微镜下观察，其观察面积18mm×18mm（3.24cm²），以草酸钙簇晶和树脂道碎片为显微特征物计数。结果显示，林下山参中所含草酸钙簇晶的数量范围是每毫克172~383个，平均数量是每毫克273个，园参中的数量范围是每毫克33~144个，平均数量是每毫克79个，二者差异显著；林下山参中所含树脂道碎片的数量范围是每毫克61~205个，平均数量是每毫克112个，园参中的数量范围是每毫克68~164个，平均数量是每毫克114个，二者无明显差异。所以，林下山参和园参中含有的草酸钙簇晶和树脂道碎片可作为特征物进行显微定量研究，其中草酸钙簇晶的数量可以用于鉴别林下山参和园参。

2. 西洋参和人参的显微定量研究

（1）刘海青等利用两者的显微特征物形状差异和数目差异进行了有效鉴别，其方法简便，重复性好，结果可靠。具体方法如下。

分别取西洋参和人参主根，粉碎，过100目筛，干燥至恒重。将两者粉末各精密称取0.3000g，加水合氯醛试液适量，加热片刻，转移至10.0ml容量瓶内，定容。将混合均匀的混悬液用微量移液管吸取0.03ml装片，各装片12片，显微镜下统计草酸钙簇晶数目。测定后按照以下公式计算，结果见表2-1-1。

$$N = \frac{X}{V'} \cdot \frac{V}{W}$$

式中　N——每毫克簇晶数；

V——药材混悬液总体积（ml）；

X——每片盖玻片下簇晶数；

W——药材称取量（mg）；

V'——盖玻片下药材混悬液体积（ml）。

表 2-1-1　西洋参与人参主根每毫克簇晶数的测定

人参		西洋参	
每毫克簇晶数	每片簇晶数	每毫克簇晶数	每片簇晶数
57.78	52	18.89	17
56.67	51	16.67	15
54.45	49	17.78	16
60.00	54	16.67	15
56.67	51	15.56	14
58.89	53	16.67	15
60.00	54	16.67	15
51.11	46	17.78	16
57.78	52	15.56	14
56.67	51	18.89	17
61.11	55	17.78	16
62.22	56	16.67	15

对实验结果进行统计学处理，根据公式 $\overline{X} \pm t_{1-\frac{\alpha}{2}} \times \dfrac{S}{\sqrt{n}}$ 计算：西洋参每毫克簇晶数为 17.13 ± 0.70（α=0.05），人参每毫克簇晶数为 57.78 ± 2.51（α=0.05）。即有 95% 的把握认为西洋参和人参毫克簇晶数分别为 16.43~17.83 和 55.27~60.29。将上述结果进行 t 检验，t=40.67 > 3.10（α=0.01）。可见西洋参与人参草酸钙簇晶数目差别极为显著。

（2）张瑜华认为国产西洋参与生晒参外形相似，显微特征相似，薄层鉴别条件苛刻，难以控制，故依据两者草酸钙簇晶数量的差异，以簇晶数作为显微特征数，用显微定量法对两者进行检测，提出了两者的显微定量标准。

取国产西洋参、生晒参各 20g，粉碎，过 160 目筛，取粉末干燥至恒重，各精密称取 0.050g、0.100g、0.150g、0.200g、0.250g，经水合氯醛试液多次研磨，定容于 10ml 容量瓶中，加水合氯醛试液至刻度，摇匀，得系列不同浓度的混悬液。精密吸取上述混悬液各 0.05ml 装片，加热透化，置显微镜下观察，计算簇晶数，每份混悬液重复装 4 片，取均值，以每片中簇晶数按下式计算每毫克中的簇晶数。

$$每毫克簇晶数 = \frac{n}{V_2} \cdot \frac{V_1}{W}$$

式中　n——每片中簇晶数；

V_1——混悬液总体积（10ml）；

W——药材称取量（mg）；

V_2——每片中混悬液体积（0.05ml）。

计算得西洋参（国产）回归方程 $y=0.6+0.08x$，生晒参回归方程为 $y=-0.1+0.19x$。根据公式 $\bar{x} \pm t_{0.05}(n')S_{\bar{x}}$ 得国产西洋参簇晶数为 17 ± 0.9（$P < 0.05$，$RSD=0.042$），生晒参簇晶数为 38 ± 1.8（$P < 0.05$，$RSD=0.039$）。两者数据经 t 检验得 $t=36.55 > t_{0.01}(n')$（4.604，$P < 0.01$），说明两者簇晶数有非常显著差异。由实验结果可知，国产西洋参、生晒参的簇晶数与其含量呈显著正相关关系，而西洋参与生晒参之间簇晶数有非常显著差异，应用此法操作简单，方法可靠。

（3）潘国良等依据西洋参和人参根中草酸钙簇晶数量的差异，以簇晶为特征显微计量，用显微定量法对人参与西洋参进行了比较鉴别，并考察了簇晶的直径，用数理统计方法考核了监测数据的可靠性。方法如下。

取净药材人参、西洋参各 20g，粉碎过筛，取细度 90~120μm 的粉末，于 120℃干燥至恒重，各精密称取 0.025g、0.075g、0.125g、0.175g、0.225g，分次加水合氯醛试液研磨，并定量移入 25ml 容量瓶内，加水合氯醛试液至刻度，摇匀，备用。

上述每份混悬液，各精密量取 0.03ml，用载玻片 75mm×25mm 进行装片，采取"之"字形移动法在显微镜下扫描观察，以簇晶为显微特征计数，重复装 5 片，取平均值。测定后按以下公式计算，观察结果见表 2-1-2。

$$每毫克显微个数 = X \cdot \frac{V}{V'} \cdot W$$

式中　X——每片盖玻片下簇晶数；

　　　V——药材混悬液总体积（ml）；

　　　W——药材称取量（mg）；

　　　V'——盖玻片下药材混悬液体积（ml）。

表 2-1-2　人参、西洋参粉末每毫克显微特征数的测定

样品混悬液浓度（g/25ml）	人参每片簇晶数	人参每毫克簇晶数	西洋参每片簇晶数	西洋参每毫克簇晶数
0.025	21 24 23 22 21	700 800 767 733 700	12 15 13 12 15	400 500 433 400 500
0.075	71 68 73 70 71	789 756 811 778 789	38 40 42 36 41	422 444 467 400 456
0.125	104 111 113 111 118	693 740 753 740 786	68 66 72 73 69	453 440 480 487 460
0.175	172 163 144 150 159	819 776 686 714 757	93 90 91 90 89	443 429 433 429 424
0.225	201 190 187 203 196	744 704 693 752 726	109 114 110 119 114	404 422 407 441 422

根据公式 $\bar{X} \pm t_{1-\frac{\alpha}{2}} \times \frac{S}{\sqrt{n}}$ 计算：西洋参每毫克簇晶数为 441±12（$P < 0.05$，$CV=0.065$），人参每毫克簇晶数为 747±14（$P < 0.05$，$CV=0.051$）。统计结果表明，西洋参与人参草酸钙簇晶数目差别极为显著。

二、大黄与藏边大黄

（一）大黄

【来源】大黄为蓼科植物掌叶大黄 *Rheum palmatum* L.、唐古特大黄 *Rheum tanguticum* Maxin. ex Balf. 或药用大黄 *Rheum officinale* Baill. 的干燥根及根茎。秋末茎叶枯萎或次春发芽前采挖，除去细根，刮去外皮，切瓣或段，绳穿成串干燥或直接干燥。

【性味与归经】苦，寒。归脾、胃、大肠、肝、心包经。

【功能与主治】泻下攻积，清热泻火，凉血解毒，逐瘀通经，利湿退黄。用于实热积滞便秘，血热吐衄，目赤咽肿，痈肿疔疮，肠痈腹痛，瘀血经闭，产后瘀阻，跌打损伤，湿热痢疾，黄疸尿赤，淋证，水肿；外治烧烫伤。

【用法与用量】3~15g；用于泻下不宜久煎。外用适量，研末调敷患处。

【显微鉴别】

1. 横切面

（1）根木栓层和栓内层大多已除去。韧皮部筛管群明显；薄壁组织发达。形成层成环。

（2）木质部射线较密，宽 2~4 列细胞，内含棕色物；导管非木化，常一至数个相聚，稀疏排列。

（3）薄壁细胞含草酸钙簇晶，并含多数淀粉粒。

（4）根茎髓部宽广，其中常见黏液腔，内有红棕色物；异型维管束散在，形成层成环，木质部位于形成层外方，韧皮部位于形成层内方，射线呈星状射出。

2. 粉末（图 2-1-3 大黄粉末显微特征图）

（1）粉末黄棕色。

（2）草酸钙簇晶直径 20~60μm，有的至 190μm。

（3）具缘纹孔导管、网纹导管、螺纹导管及环纹导管非木化。

（4）淀粉粒甚多，单粒类球形或多角形，直径 3~45μm，脐点星状；复粒由 2~8 分粒组成。

（二）藏边大黄

藏边大黄 *Rheum emodi* Wall. 为藏族习用药材，在部颁《〈中华人民共和国卫生部药品标准〉藏药》中收载的成药处方、西藏等六省卫生局编《藏药标准》等标准中称为"亚大黄"，其藏文译音为曲什扎、曲扎。藏医中根据大黄的质量和疗效以及药性的强度，将大黄分为上、中、下三品，分别为君扎、曲扎（藏边大黄）、曲玛子。藏边大黄外用止血、治疮，内服治胃炎，并稍有泻下作用。西藏地区多以藏边大黄和塔黄作为藏边大黄入药，两者具有极强的生态适应性，且在西藏境内分布较多，并已有栽培。

【显微鉴别】

王薛等对西藏地区采集的 8 批藏边大黄药材进行了品质评价，对藏边大黄进行了显微鉴别研究。

1. 横切面

（1）木栓层及皮层大多已除去，偶有残留。

（2）维管束外韧形，形成层环明显，木质部导管排列稀疏。

（3）射线细胞 2~4 列，含棕色物质。

（4）薄壁细胞中含多数淀粉粒及草酸钙簇晶。

（5）根及根茎均无异形维管束（星点）。

（6）根纵切面多见网纹导管和螺纹导管，薄壁细胞中含多数淀粉粒及草酸钙簇晶。

2. 粉末（图 2-1-4 藏边大黄粉末显微特征图）

（1）粉末棕黄色。

（2）草酸钙簇晶众多，直径可达 130μm，棱角大多短钝，偶见方晶。

（3）淀粉单粒类球型，脐点呈裂缝状、三叉状、十字状或点状，层纹不甚明显。

（4）导管主要为网纹导管、螺纹导管，直径约至150μm，非木化或微木化。

（三）大黄与藏边大黄显微定量研究

大黄和藏边大黄均来源于蓼科大黄属植物的根及根茎，以含有大量蒽醌类成分为特征，唯藏边大黄不含大黄酸及其苷，文献记载大黄与藏边大黄粉末区别在于草酸钙簇晶及淀粉粒的形态与大小。

李军林等开展了大黄与藏边大黄显微定量鉴别研究。取北大黄、南大黄、藏边大黄根及根茎，分别粉碎，过60目筛，105℃干燥至恒重。精密称取三种粉末0.1289g、0.1035g、0.1426g，加水和氯醛试液适量，加热片刻，转移至10.0ml容量瓶内，定容。以上混悬液分别用微量移液管吸0.05ml装一片，各装10片。显微镜下按以下公式统计并计算草酸钙簇晶数目，结果如表2-1-3。

$$X = Y \cdot \frac{V}{V'} \cdot W$$

式中　X——每毫克簇晶数；

　　　　W，Y——每个盖玻片下簇晶数；

　　　　V——药材混悬液总体积（ml）；

　　　　W——药材称取量（mg）；

　　　　V'——盖玻片下药材混悬液体积（ml）。

表2-1-3　北大黄、南大黄及藏边大黄每毫克粉末簇晶数的测定

藏边大黄		南大黄		北大黄	
每毫克	每片	每毫克	每片	每毫克	每片
3044.26	2170.81	827.24	435.59	888.48	572.69

藏边大黄		南大黄		北大黄	
每毫克	每片	每毫克	每片	每毫克	每片
3108.35	2216.51	786.55	414.17	910.64	586.97
3084.32	2199.37	791.98	417.02	919.50	592.69
3028.24	2159.38	791.98	417.02	906.21	584.12
3076.31	2193.66	819.10	431.30	875.19	564.12
3124.38	2227.93	800.11	421.31	881.84	568.41
3084.32	2199.37	805.54	424.16	892.92	575.55
3098.34	2209.37	794.69	418.45	899.56	579.83
3062.29	2183.66	805.5	424.16	926.15	596.97
3110.36	2217.94	816.39	429.88	921.72	594.12

对以上实验结果进行统计学处理，根据公式 $\bar{X} \pm t_{1-\frac{\alpha}{2}} \times \frac{S}{\sqrt{n}}$ 计算：北大黄每毫克簇晶数为 902.22 ± 12.54（α=0.05）；南大黄每毫克簇晶数为 803.91 ± 9.60（α=0.05）；藏边大黄每毫克簇晶数为 3082.12 ± 21.73（α=0.05）。即有 95% 的把握认为北大黄、南大黄、藏边大黄每毫克草酸钙簇晶数分别为 889.68~914.76、794.31~813.51、3060.39~3103.85。将上述结果进行 t 检验（α=0.01），可知北大黄、南大黄、藏边大黄三者间草酸钙簇晶数目差异极为显著。

三、射干与川射干

（一）射干

【来源】射干为鸢尾科植物射干 *Belamcanda chinensis*（L.）DC. 的干燥根茎。春初刚发芽或秋末茎叶枯萎时采挖，除去须根及泥沙，干燥。

【性味与归经】苦，寒。归肺经。

【功能与主治】清热解毒，消痰，利咽，用于热毒痰火郁结，咽喉肿痛，痰涎壅盛，咳嗽气喘。

【用法与用量】3~10g。

【显微鉴别】

1. 横切面

（1）表皮有时残存。

（2）木栓细胞多列。

（3）皮层稀有叶迹维管束；内皮层不明显。

（4）中柱维管束为周木型和外韧型，靠外侧排列较紧密。

（5）薄壁组织中含有草酸钙柱晶、淀粉粒及油滴。

2. 粉末（图 2-1-5 射干粉末显微特征图）

（1）粉末橙黄色。

（2）草酸钙柱晶较多，棱柱形，多已破碎，完整者长49~240（315）μm，直径约至49μm。

（3）淀粉粒单粒圆形或椭圆形，直径 2~17μm，脐点点状；复粒极少，由 2~5 分粒组成。

（4）薄壁细胞类圆形或椭圆形，壁稍厚或连珠状增厚，有单纹孔。

（5）木栓细胞棕色，垂周壁微波状弯曲，有的含棕色物。

（二）川射干

【来源】川射干为鸢尾科植物鸢尾 *Iris tectorum* Maxim. 的干燥根茎。全年均可采挖，除去须根及泥沙，干燥。

【性味与归经】苦，寒。归肺经。

【功能与主治】清热解毒，祛痰。用于热毒痰火郁结，咽喉肿痛，痰涎壅盛，咳嗽气喘。

【用法与用量】6~10g。

【显微鉴别】

（1）粉末浅黄色。

（2）草酸钙柱晶较多，多已破碎，完整者长 15~82μm（可达

300μm），直径 16~52μm。

（3）薄壁细胞类圆形或椭圆形，壁稍厚或略呈连珠状，具单纹孔。

（4）木栓细胞表面观多角形，壁薄，微波状弯曲，有的具棕色物。

（5）显微特征见图 2-1-6 川射干粉末显微特征图。

（三）射干与川射干显微定量研究

射干和川射干原植物均属于鸢尾科，其植物形态也极为相似。处方调剂中使用的通常是射干，川射干用量极少。川射干资源十分丰富，其价格也就相对较低。在四川、贵州、陕西、甘肃等地，常出现误以同科植物川射干（鸢尾）充射干入药的情况。由于射干与川射干原植物相似，饮片形态酷似，且它们的根茎横切面显微特征相近，薄层色谱鉴别难以区别，对此，杨建瑜等依据二者根茎中草酸钙柱晶数量的差异，以柱晶作为特征显微计数，用显微定量法对射干与鸢尾进行了比较鉴别，并考察了柱晶直径，用数理统计方法考核了检测数据的可靠性，最终认为利用显微柱晶数的极显著性差异，可用于射干及其常见伪品川射干的比较鉴别，方法操作简单，测定值稳定，柱晶直径可作为辅助鉴别特征。具体方法如下。

取纯净药材射干、川射干各 50g，粉碎过筛，取细度 90~125μm 的粉末，于 105℃干燥至恒重，各精密称取 0.025g、0.075g、0.125g、0.175g、0.225g，各分次加水合氯醛试液研磨，并定量移入 25ml 容量瓶中，加水合氯醛试液至刻度，摇匀，备用。上述每份混悬液，各精密量取 0.03ml，用载玻片 75mm×25mm，盖玻片 20mm×20mm 进行装片，采取"之"字形移动法在显微镜下扫描观察，重复装 5 片，取平均值，以柱晶为显微特征计数，按以下公式计算，观察结果见表 2-1-4、表 2-1-5。

$$每毫克显微个数 = X \cdot \frac{V}{V'} \cdot W$$

式中 X——每片盖玻片下簇晶数；

V——药材混悬液总体积（ml）；

W——药材称取量（mg）；

V'——盖玻片下药材混悬液体积（ml）。

表 2-1-4 射干粉末每毫克显微特征数的测定

每片柱晶数	每毫克柱晶数	每片柱晶数	每毫克柱晶数
22	733	104	693
21	700	111	740
24	800	163	776
23	767	144	686
21	700	172	819
73	811	150	714
71	789	159	757
68	756	190	704
71	789	187	698
70	778	201	744
111	740	196	726
113	753	203	752
118	786		

表 2-1-5 川射干粉末每毫克显微特征数的测定

每片柱晶数	每毫克柱晶数	每片柱晶数	每毫克柱晶数
15	500	68	453
13	433	66	440
12	400	90	429
12	400	93	443
15	500	91	433
38	422	89	424
42	467	90	429
40	444	119	441

每片柱晶数	每毫克柱晶数	每片柱晶数	每毫克柱晶数
36	400	114	422
41	456	109	404
72	480	114	422
73	487	110	407
69	460		

根据公式 $\bar{X} \pm t_{1-\frac{\alpha}{2}} \times \frac{S}{\sqrt{n}}$ 计算：射干每毫克柱晶数为 748 ± 15（$P < 0.05$，$CV=0.052$）；川射干每毫克柱晶数为 440 ± 12（$P < 0.05$，$CV=0.066$）。统计结果表明，射干与川射干柱晶数之间有极显著性差异。

从上述射干、川射干的装片中，分别随机测定 150 个柱晶直径，结果发现：①柱晶直径中，川射干大于射干，前者中 35μm 以下多见，后者中 30μm 以下多见；②对于柱晶范围，射干为 5~30μm，川射干为 5~35~50μm。

四、黄柏与关黄柏

（一）黄柏

【来源】黄柏为芸香科植物黄皮树 *Phellodendrom chinense* Schneid. 的干燥树皮。习称"川黄柏"。剥取树皮后，除去粗皮，晒干。

【性味与归经】苦，寒。归肾、膀胱经。

【功能与主治】清热燥湿，泻火除蒸，解毒疗疮。用于湿热泻痢，黄疸尿赤，带下阴痒，热淋涩痛，脚气痿躄，骨蒸劳热，盗汗，遗精，疮疡肿毒，湿疹湿疮。

【用法与用量】3~12g。外用适量。

【显微鉴别】

（1）粉末鲜黄色。

（2）纤维鲜黄色，直径 16~38μm，常成束，周围细胞含草酸钙方晶，形成晶纤维；含晶细胞壁木化增厚。

（3）石细胞鲜黄色，类圆形或纺锤形，直径 35~128μm，有的呈分枝状，枝端锐尖，壁厚，层纹明显；有的可见大型纤维状的石细胞，长可达 900μm。

（4）草酸钙方晶众多。

（5）显微特征见图 2-1-7 黄柏粉末显微特征图。

（二）关黄柏

【来源】关黄柏为芸香科植物黄檗 *Phellodendron amurense* Rupr. 的干燥树皮。剥取树皮，除去粗皮，晒干。

【性味与归经】苦，寒。归肾、膀胱经。

【功能与主治】清热燥湿，泻火除蒸，解毒疗疮。用于湿热泻痢，黄疸尿赤，带下阴痒，热淋涩痛，脚气痿躄，骨蒸劳热，盗汗，遗精，疮疡肿毒，湿疹湿疮。

【用法与用量】3~12g。外用适量。

【显微鉴别】

（1）粉末绿黄色或黄色。

（2）纤维鲜黄色，直径 16~38μm，常成束，周围细胞含草酸钙方晶，形成晶纤维；含晶细胞壁木化增厚。

（3）石细胞鲜黄色，类圆形或纺锤形，直径 35~80μm，有的呈分枝状，壁厚，层纹明显。

（4）草酸钙方晶直径约 24μm。

（5）显微特征见图 2-1-8 关黄柏粉末显微特征图。

（三）黄柏与关黄柏显微定量研究

苑冬敏等利用显微定量法对黄柏的专属性显微特征石细胞进行了显微定量分析，得到了黄柏石细胞的显微特征常数，并与黄柏指标成分小檗碱的含量测定结果进行了相关分析。具体方法为如下。

取黄柏样品，粉碎，过 80 目筛，取约 600mg，精密称定，各加 17.5ml 甘油，以水合氯醛试液多次水飞，定容于 25ml 容量瓶中，精密吸取 0.02ml 溶液，分别平行装片 6 张，观察石细胞，计数。每个样品平行做 2 份，取平均值，2 份的变异系数均 < 6.2%。公式如下，常数值计算按照干燥药材计算。结果见表 2-1-6。

$$P = \frac{X \cdot V}{V' \cdot W}$$

式中　P——定量药材显微特征常数；

　　　X——每片盖玻片下药材显微特征数；

　　　V——定量药材混悬液总体积（ml）；

　　　W——药材称取量（mg）；

　　　V'——盖玻片下药材混悬液体积（ml）。

表 2-1-6　各样品黄柏石细胞的显微特征常数

试样编号	显微特征常数（第 1 份）（个 /mg）	显微特征常数（第 2 份）（个 /mg）	显微特征常数均值（个 /mg）	RSD（%）	盐酸小檗碱含量（%）
1	71.68	78.44	75.15	6.19	1.71
2	299.07	325.30	312.19	5.94	5.43
3	59.85	60.77	60.31	1.08	1.67
4	117.41	120.42	118.92	1.78	1.73
5	68.4	71.51	69.96	1.59	1.61
6	173.34	174.97	174.36	0.25	0.48

五、赤芍

【来源】赤芍为毛茛科植物芍药 *Paeonia ladiflora* Pall. 或川赤芍 *Paeonia veitchii* Lynch 的干燥根。春、秋二季采挖，除去根茎、须根及泥沙，晒干。

【性味与归经】苦，微寒。归肝经。

【功能与主治】清热凉血，散瘀止痛。用于热入营血，温毒发斑，吐血衄血，目赤肿痛，肝郁胁痛，经闭痛经，癥瘕腹痛，跌仆损伤，痈肿疮疡。

【用法与用量】6~12g。

【注意】不宜与藜芦同用。

【显微鉴别】

（1）粉末鲜黄色。

（2）纤维鲜黄色，直径 16~38μm，常成束，周围细胞含草酸钙方晶，形成晶纤维；含晶细胞壁木化增厚。

（3）石细胞鲜黄色，类圆形或纺锤形，直径 35~128μm，有的呈分枝状，枝端锐尖，壁厚，层纹明显；有的可见大型纤维状的石细胞，长可达 900μm。

（4）草酸钙方晶众多。

（5）显微特征见图 2-1-9 赤芍粉末显微特征图。

【显微定量】

张玉珠利用显微定量法，对赤芍簇晶进行显微定量研究，具体方法为：将药材粉碎，过 80 目筛，取粉末 120mg，精密称定，放入干净的研钵中，用水合氯醛试液将粉末转移至 25 ml 容量瓶，加入甘油 4ml，用水合氯醛定容，得供试品混悬液。充分摇匀后，用微量移液器准确吸取 0.02 ml 样品液置载玻片上，盖上盖玻片，完成制片。在显微镜下按"之"字形观察，记录每张片子的显微特征个数，再按照以下公式计算显微特征常数值，样品簇晶常数值见表 2-1-7。

$$P = \frac{X \cdot V}{V' \cdot W}$$

式中　　P——定量药材显微特征常数（个 /mg）；

X——每片盖玻片下药材显微特征数（个）；

V——定量药材混悬液总体积（ml）；

V'——盖玻片下药材混悬液体积（μl）；

W——药材重量（mg），按干燥品计。

表 2-1-7　样品簇晶常数值结果

试样编号	样品重量（mg）	簇晶数量平均值（个）	簇晶显微特征常数（个 /mg）	簇晶显微特征常数均值（个 /mg）
1	120.1	26.1	1489.02	
2	120.3	26.28	1696.43	1524.12
3	119.8	26.42	1386.90	

六、蒲黄

【来源】蒲黄为香蒲科植物水烛香蒲 *Typha angustifolia* L.、东方香蒲 *Typha orientalis* Presl 或同属植物的干燥花粉。夏季采收蒲棒上部的黄色雄花序，晒干后碾轧，筛取花粉。

【性状】本品为黄色粉末。体轻，放水中则飘浮水面。手捻有滑腻感，易附着手指上。气微，味淡。

【性味与归经】甘，平。归肝、心包经。

【功能与主治】止血，化瘀，通淋。用于吐血，衄血，咯血，崩漏，外伤出血，经闭痛经，胸腹刺痛，跌仆肿痛，血淋涩痛。

【用法与用量】5~10g，包煎。外用适量，敷患处。

【注意】孕妇慎用。

【显微鉴别】

（1）粉末黄色。

（2）花粉粒类圆形或椭圆形，直径 17~29μm，表面有网状雕纹，周边轮廓线光滑，呈凸波状或齿轮状，具单孔，不甚明显。

（3）显微特征见图 2-1-10 蒲黄粉末显微特征图。

【显微定量】

（1）黄素高等对蒲黄花粉粒在药材显微定量分析中应用进行了研究。将草蒲黄置分样筛（50 目、70 目、85 目、100 目、150目、200 目、220 目）中，过筛。取通过 220 目筛的蒲黄花粉，包于较为致密（以能抖出单个分散的蒲黄花粉粒为度）的普通绢布中，用手指弹之（以免用力抖动花粉飞扬），收集弹出的花粉，即可得到比较纯净的、直径为 17~23μm 的分散花粉粒。置干燥器中备用。

取经纯化处理过的蒲黄花粉粒，按 T.E.Wallis 的直接计数法测定它们的常数（个 /mg）。结果：蒲黄花粉粒的常数（平均值）为 270000。

测定所用的混悬剂：甘油稀碘液（取甘油 1 份，稀碘液 1 份，混匀即得）；橄榄油。

混悬液的制备：将称定重量的纯品或检品及花粉粒，置 30ml 磨口带塞平底瓶中，加混悬剂充分搅拌，使其均匀即得。

搅拌中用玻棒蘸取混悬液 1 滴，置载玻片上，轻轻摇动，让其稍微展开，迅速盖上盖玻片即得。均取 25 个视野计数。

（2）因蒲黄采收方法的缘故，商品蒲黄均带有一定量花丝等杂质，《中国药典》规定其杂质含量不得超过 10.0%。郭洪利等采用显微定量方法对蒲黄中杂质进行了定量测定研究。取蒲黄纯花粉 2.00g，掺入花丝等杂质 0.20g，充分混合均匀，作为对照药材（杂质含量 10%）；取过 9 号筛的蒲黄，作为实验药材。用直径 2mm 的取样匙取一平匙药材置载玻片上，加水合氯醛 2 滴，用解剖针搅合均匀，盖以盖玻片，为显微观测片。对照药材和实验药材各制作 5 个观测片。每个观测片观测 4 个角和中心部位共5 个视野。每个视野计数 4 个角和中心部位共 5 个部位。每个计数部位计数 9 个方格（显微镜目镜内装有显微网格计测尺）。花粉粒按粒计数，杂质按所占格数计数，不足 1 格补足后计 1 格，最小计量为 0.5 格，检测结果见表 2–1–8。杂质含量 10% 的蒲黄对照药材，其杂质格数与花粉粒个数的百分比值平均为 3.72%，实验药材为 2.56%，则实验药材杂质含量约为 7%，符合《中国药典》不超过 10.0% 的要求。

表 2–1–8　蒲黄杂质含量显微定量表

片号	对照药材			实验药材		
	花粉粒个数	杂质格数	杂质含量（格数／个数）	花粉粒个数	杂质格数	杂质含量（格数／个数）
1	425	10.5	2.47%	347	5	1.44%
2	396	11.5	2.90%	265	4.5	1.70%
3	436	17	3.90%	388	9	2.32%
4	394	17	4.31%	269	8	2.96%
5	477	24	5.03%	230	10	4.35%

七、甘草

【来源】甘草为豆科植物甘草 *Glycyrrhiza uralensis* Fisch.、胀果甘草 *Glycyrrhiza inflata* Bat. 或光果甘草 *Glycyrrhiza glabra* L. 的干燥根和根茎。春、秋二季采挖，除去须根，晒干。

【性状】甘草　根呈圆柱形，长 25~100cm，直径 0.6~3.5cm。外皮松紧不一。表面红棕色或灰棕色，具显著的纵皱纹、沟纹、皮孔及稀疏的细根痕。质坚实，断面略显纤维性，黄白色，粉性，形成层环明显，射线放射状，有的有裂隙。根茎呈圆柱形，表面有芽痕，断面中部有髓。气微，味甜而特殊。

胀果甘草　根和根茎木质粗壮，有的分枝，外皮粗糙，多灰棕色或灰褐色。质坚硬，木质纤维多，粉性小。根茎不定，芽多而粗大。

光果甘草　根和根茎质地较坚实，有的分枝，外皮不粗糙，多灰棕色，皮孔细而不明显。

【性味与归经】甘，平。归心、肺、脾、胃经。

【**功能与主治**】补脾益气，清热解毒，祛痰止咳，缓急止痛，调和诸药。用于脾胃虚弱，倦怠乏力，心悸气短，咳嗽痰多，脘腹、四肢挛急疼痛，痈肿疮毒，缓解药物毒性、烈性。

【**用法与用量**】2~10g。

【**注意**】不宜与海藻、京大戟、红大戟、甘遂、芫花同用。

【**显微鉴别**】

（1）粉末淡棕黄色。

（2）纤维成束，直径 8~14μm，壁厚，微木化，周围薄壁细胞含草酸钙方晶，形成晶纤维。草酸钙方晶多见。

（3）具缘纹孔导管较大，稀有网纹导管。

（4）木栓细胞红棕色，多角形，微木化。

（5）显微特征见图 2-1-11 甘草粉末显微特征图。

【**显微定量**】

陕西省中医药研究院杨智峰等在已有显微定量方法的基础上，以混悬制样代替"水飞"制样，以血球计数板代替普通载玻片；利用线性分析方法确定取样量，用正交试验方法，优化制片用混悬液配比和定量需要观察制片的数量，进行混悬液稳定性考察，确定实验用时。具体方法如下。

取过 100 目筛样品适量，加入水合氯醛试液 1 份，然后加入 60% 甘油 19 份，混悬定容于 10ml 容量瓶中，用确定过液滴大小的滴管，吸取一滴，滴于已盖有盖玻片的血球计数板上，充满样品池，制片 10 张，置显微镜下观察，记录四个大方格内的显微特征个数，计算即可。并用此方法检测 15 批甘草样品显微特征常数，不同批次样品显微特征常数见表 2-1-9。

表 2-1-9　不同批次样品显微特征常数

序号	基原植物	取样量（mg）	显微特征常数（个/mg）	显微特征常数均值（个/mg）	t 分布的双侧分位数
1	甘草	50.6	1505		
2	甘草	51.1	1492		
3	甘草	50.2	1494	1494	
4	甘草	51.3	1462		
5	甘草	50.4	1513		t（5,1-0.01/2）=4.032
6	甘草	50.8	1870		
7	甘草	50.5	1832		
8	甘草	50.3	1814	1847	
9	甘草	50.3	1889		
10	甘草	50.5	1832		
11	胀果甘草	51.1	3400		
12	胀果甘草	51.2	3296		t（5,1-0.01/2）=4.032
13	胀果甘草	50.6	3335	3340	
14	胀果甘草	51.3	3289		
15	胀果甘草	50.3	3380		

八、槐花

【来源】槐花为豆科植物槐 *Sophora japonica* L. 的干燥花及花蕾。夏季花开放或花蕾形成时采收，及时干燥，除去枝、梗及杂质。前者习称"槐花"，后者习称"槐米"。

【性状】**槐花**　皱缩而卷曲，花瓣多散落。完整者花萼钟状，黄绿色，先端 5 浅裂；花瓣 5，黄色或黄白色，1 片较大，近圆形，先端微凹，其余 4 片长圆形。雄蕊 10，其中 9 个基部连合，花丝细长。雌蕊圆柱形，弯曲。体轻。气微，味微苦。

槐米　呈卵形或椭圆形，长 2~6mm，直径约 2mm。花萼下部有数条纵纹。萼的上方为黄白色未开放的花瓣。花梗细小。体轻，手捻即碎。气微，味微苦涩。

【性味与归经】苦，微寒。归肝、大肠经。

【功能与主治】凉血止血，清肝泻火。用于便血，痔血，血痢，崩漏，吐血，衄血，肝热目赤，头痛眩晕。

【用法与用量】5~10g。

【显微鉴别】

（1）粉末黄绿色。

（2）花粉粒类球形或钝三角形，直径 14~19μm，具 3 个萌发孔。

（3）萼片表皮表面观呈多角形。

（4）非腺毛 1~3 细胞，长 86~660μm。

（5）气孔不定式，副卫细胞 4~8 个。

（6）草酸钙方晶较多。

（7）显微特征见图 2-1-12 槐花粉末显微特征图。

【显微定量】

罗文蓉对槐花的花和花蕾开展了显微定量比较研究：分别精确称取干燥的槐花、槐米样品粉末（全部过 100 目筛），用水合氯醛试剂精确定容至一定体积，使其混合均匀。用微量刻度吸管吸取混悬液 0.06ml 置于载玻片上，小心用盖玻片覆盖。要求装片量准确，混悬液分布均匀，无外溢，无气泡现象。装片所用盖玻片大小要一致。每个装片观察不重复视野 110 个（可根据放大倍数定）。以花粉粒为特征物计数，数据列表比较。用上述方法做 6 个初开放的花装片和 4 个槐米装片，比较花粉粒数目，结果见表 2-1-10。

表 2-1-10　花粉粒计数结果

品名	次数						平均值
	1	2	3	4	5	6	
槐花	221	240	236	257	229	248	238
槐米	792	872	886	924	—	—	869

上表中各数值为每个装片 110 个视野花粉粒总和。为消除两

者因质量不同而造成的差异，统计同质量下花粉粒数目，结果见表 2-1-11。

表 2-1-11 同质量药材花粉粒数目

品名	次数						平均值
	1	2	3	4	5	6	
槐花	221	240	236	257	229	248	238
槐米	768	848	859	912	—	—	842

上表中各数值为每个装片 110 个视野花粉粒总和。

根据以上 2 个表结果可以看出槐花、槐米显微特征物存在显著差异。在相同的条件下槐米的特征物花粉粒是初开放花的 3.5 倍。

九、肉桂

【来源】肉桂为樟科植物肉桂 *Cinnamomum cassia* Presl 的干燥树皮。多于秋季剥取，阴干。

【性状】本品呈槽状或卷筒状，长 30~40cm，宽或直径 3~10cm，厚 0.2~0.8cm。外表面灰棕色，稍粗糙，有不规则的细皱纹和横向突起的皮孔，有的可见灰白色的斑纹；内表面红棕色，略平坦，有细纵纹，划之显油痕。质硬而脆，易折断，断面不平坦，外层棕色而较粗糙，内层红棕色而油润，两层间有 1 条黄棕色的线纹。气香浓烈，味甜、辣。

【性味与归经】辛、甘，大热。归肾、脾、心、肝经。

【功能与主治】补火助阳，引火归元，散寒止痛，温通经脉。用于阳痿宫冷，腰膝冷痛，肾虚作喘，虚阳上浮，眩晕目赤，心腹冷痛，虚寒吐泻，寒疝腹痛，痛经经闭。

【用法与用量】1~5g。

【注意】有出血倾向者及孕妇慎用；不宜与赤石脂同用。

【显微鉴别】

（1）粉末红棕色。

（2）纤维大多单个散在，长棱形，长 195~920μm，直径约至 50μm，壁厚，木化，纹孔不明显。

（3）石细胞类方形或类圆形，直径 32~88μm，壁厚，有的一面菲薄。

（4）油细胞类圆形或长圆形，直径 45~108μm。

（5）草酸钙针晶细小，散在于射线细胞中。

（6）木栓细胞多角形，含红棕色物。

（7）显微特征见图 2-1-13 肉桂粉末显微特征图。

【显微定量】

李卫民等对肉桂粉末进行显微定量研究，以肉桂的石细胞为显微特征进行检测，提出肉桂的显微定量标准。具体方法如下。

取肉桂粉碎过 200 目筛，干燥至恒重。将肉桂粉末准确称 0.3000g（称 3 份），经水合氯醛多次水飞，定容于 20ml 容量瓶中，制得混悬液。每份各准确移 0.03ml 装片，显微镜下观察，计算每片中肉桂完整的石细胞数目，重复装 10 个片，计数，取均值。按以下公式计算，检测结果见表 2-1-12。

$$每毫克显微特征数 = \frac{X \cdot V}{V' \cdot W}$$

式中　X——每片的显微特征数（个）；

　　　V——药材混悬液总体积（ml）；

　　　V'——盖玻片下药材混悬液体积（μl）；

　　　W——药材重量（mg）。

表 2-1-12　肉桂每毫克显微特征数的测定

每片显微特征数	254	258	254	247	261	249	254	257	250	252
每毫克显微特征数	564.82	573.72	564.82	549.26	580.39	553.70	564.82	571.49	555.93	560.37

由 $\bar{X} \pm t_{1-\frac{\alpha}{2}} \times \frac{S}{\sqrt{n}}$ 计算可知，肉桂的每毫克显微特征数为

563.93 ± 6.84（α=0.05），所以有 95% 的把握认为肉桂每毫克显微特征数在 557.09~570.77 之间。

十、红花

【来源】红花为菊科植物红花 *Carthamus tinctorius* L. 的干燥花。夏季花由黄变红时采摘，阴干或晒干。

【性状】本品为不带子房的管状花，长 1~2cm。表面红黄色或红色。花冠筒细长，先端 5 裂，裂片呈狭条形，长 5~8mm；雄蕊 5，花药聚合成筒状，黄白色；柱头长圆柱形，顶端微分叉。质柔软。气微香，味微苦。

【性味与归经】辛，温。归心、肝经。

【功能与主治】活血通经，散瘀止痛。用于经闭，痛经，恶露不行，癥瘕痞块，胸痹心痛，瘀滞腹痛，胸胁刺痛，跌仆损伤，疮疡肿痛。

【用法与用量】3~10g。

【注意】孕妇慎用。

【显微鉴别】

（1）粉末橙黄色。

（2）花冠、花丝、柱头碎片多见，有长管状分泌细胞常位于导管旁，直径约至 66μm，含黄棕色至红棕色分泌物。

（3）花冠裂片顶端表皮细胞外壁突起呈短绒毛状。

（4）花粉粒类圆形、椭圆形或橄榄形，直径约至 60μm，具3 个萌发孔，外壁有齿状突起。

（5）显微特征图见图 2-1-14 红花粉末显微特征图。

【显微定量】

李卫民等对中成药中红花进行显微定量研究，以红花的花粉粒为显微特征进行检测，提出红花的显微定量标准。具体方法如下。

取红花粉碎过 200 目筛，干燥至恒重。将红花粉末准确称

0.3000g（称 3 份），经水合氯醛多次水飞，定容于 20ml 容量瓶中，制得混悬液。每份各准确移 0.03ml 装片，显微镜下观察，计算每片中红花完整的花粉粒数目，重复装 10 个片，计数，取均值。按以下公式计算，检测结果见表 2-1-13。

$$每毫克显微特征数 = \frac{X \cdot V}{V' \cdot W}$$

式中　　X——每片的显微特征数（个）；

　　　　V——药材混悬液总体积（ml）；

　　　　V'——盖玻片下药材混悬液体积（μl）；

　　　　W——药材重量（mg）。

表 2-1-13　红花每毫克显微特征数的测定

每片显微特征数	850	835	819	839	881	799	866	854	826	884
每毫克显微特征数	1862.81	1829.94	1794.87	1838.70	1930.75	1754.04	1878.87	1871.58	1810.21	1937.32

由 $\bar{X} \pm t_{1-\frac{\alpha}{2}} \times \frac{S}{\sqrt{n}}$ 计算可知，红花的每毫克显微特征数为 1851.85 ± 38.00（α=0.05），所以有 95% 的把握认为红花每毫克显微特征数在 1814.85~1889.85 之间。

十一、麝香

【来源】麝香为鹿科（*Cervidae*）动物林麝 *Moschus berezovskii* Flerov、马麝 *Moschus sifanicus* Przewalski 或原麝 *Moschus mosshiferus* Linnaeus 成熟雄体香囊中的干燥分泌物。野麝多在冬季至次春猎取，猎获后，割取香囊，阴干，习称"毛壳麝香"；剖开香囊，除去囊壳，习称"麝香仁"。家麝直接从其香囊中取出麝香仁，阴干或用干燥器密闭干燥。

【性味与归经】辛，温。归心、脾经。

【功效主治】开窍醒神，活血通经，消肿止痛。用于热病神昏，中风痰厥，气郁暴厥，中恶昏迷，经闭，癥瘕，难产死胎，心腹暴痛，痈肿瘰疬，咽喉肿痛，跌仆伤痛，痹痛麻木。

【用法用量】0.03~0.1g，多入丸散用。外用适量。

【显微鉴别】

（1）粉末黄棕色，气香浓烈而特异，味微辛、苦带咸。

（2）分泌物团块由多数形状不一的颗粒物聚集而成，黄色、淡黄棕色或暗棕色。

（3）团块中包埋或散在有方形、柱形、八面体或簇状结晶，结晶透明或半透明，有的边缘不平整，表面偶见不规则细纹理，方形结晶直径 10~61μm，簇状结晶直径 11~66μm，柱状结晶长约 92μm，尚有较多细小颗粒状或不规则形结晶。

（4）类圆形油滴散或存在于团块中，半透明，表面具细点。

（5）表皮组织碎片，系香囊内壁脱落物，无色或淡黄色，半透明，可见多条纵皱纹，有的附着油滴及结晶。

（6）显微特征见图 2-1-15 麝香粉末显微特征图。

【显微定量】

麝香是多种有效急救中成药的主要原料，由于资源紧缺，价格昂贵，其制假、掺伪现象相当普遍。曾秋初等对麝香掺伪进行了定量测定研究。具体方法如下。

取干燥失重检查后的全部样品置乳钵中彻底研细，反复进行直到绝大多数样品能通过孔径 0.18mm 的标准筛为止，以达到有效除去银皮和麝毛、混合完全彻底、粒度均匀一致的目的，使检测结果更为客观真实。取麝香少许用水合氯醛装片，置显微镜下观察，用显微镜目镜网格测微计，观测麝香及其掺伪物各占网格数，从而计算掺伪品的百分比，曾秋初等检测了 105 批麝香样品，测定结果见表 2-1-14。麝香中掺伪物百分含量按下式计算。

$$掺伪物的百分含量 = \frac{掺伪物平均格数}{麝香平均格数 + 掺伪物平均格数} \times 100\%$$

表 2-1-14　105 批麝香掺伪物的测定结果

掺伪量（%）	批次	掺伪量（%）	批次
25.0 以下	0	50.1~55.0	15
25.1~30.0	6	55.1~60.0	22
30.1~35.0	9	60.1~65.0	8
35.1~40.0	10	65.1~70.0	3
40.1~45.0	19	70.1~75.0	1
45.1~50.0	10	90.0 以上	2

　　用网格测微法测定的结果是掺伪物与麝香的面积比，而不是重量比，所以单纯地用此法测得的数据来代表麝香掺伪物的百分含量，应该是存在较大误差的。并且麝香团块或杂质所占格数的计数操作受到多种因素的影响，如观察者的视角、制作片子的厚度等，都增加了其误差。另外，通过网格测微法测定麝香掺伪量的多少，不能完全反映麝香含量的高低；麝香酮含量的高低也只是反映麝香质量的重要指标之一。要真实反映麝香的内在质量，必须将显微测定法和传统的经验鉴别、干燥失重及总灰分检查等方法相结合，特别应对麝香的多种内在有效成分进行分析测定。

十二、人参芦头

　　【来源】人参芦头为五加科植物人参 *Panax ginseng* C.A. Mey. 的干燥根茎。多于秋季采收，洗净，晒干或烘干。

　　【性味与归经】甘，微苦，温。归胃、脾、肺经。

　　【功能与主治】升阳举陷。用于脾虚气陷的久泻，脱肛。

　　【用法与用量】3~10g。

　　【注意】不宜与藜芦、五灵脂同用。

　　【显微鉴别】

　　（1）粉末淡黄白色。

　　（2）草酸钙簇晶多见，直径 18~63μm，棱角锐尖。

　　（3）木栓细胞表面观类方形或多角形，壁细波状弯曲。

（4）网纹导管和梯纹导管直径 16~40μm。

（5）淀粉粒单粒类球形、半圆形或不规则多角形，直径 3~39μm，脐点点状或裂缝状，复粒由 2~6 分粒组成。

（6）树脂道碎片可见，含黄色块状分泌物。

（7）显微特征见图 2-1-16 人参芦头粉末显微特征图。

【显微定量】

刘海青等利用显微定量法测定了人参各部位（芦头、主根、支须根）草酸钙簇晶数目，结果表明人参各部位间草酸钙簇晶存在差异，参芦中草酸钙簇晶数目显著多于主根、支须根。具体方法如下。

分别取人参芦头、主根和支须根，粉碎（100 目），干燥至恒重，称取 300mg，加水合氯醛试液适量，加热片刻，转移至 10ml 量瓶中，定容，吸取混合液 0.03ml 装片，显微镜下观察并统计草酸钙簇晶数目。结果得知芦头每毫克草酸钙簇晶数为 618.1±10.2，主根每毫克草酸钙簇晶数为 58.1±2.4，支须根每毫克草酸钙簇晶数为 44.1±2.6，表明人参各部位间，尤其参芦与主根、支须根间草酸钙簇晶数差别极为显著。

《华氏中藏经》始录"人参芦头"，并有"吐人"记载。历代本草，包括《本草纲目》等均将参芦列为催吐药，且用量较大。现代人参入药均去芦。不少学者努力从理论和化学成分比较来说明人参与芦头无实质差异，药理与临床研究也有类似报道。但笔者认为，每味药材实为复方。仅从人参皂苷、挥发油等组分含量，以及若干临床资料尚不能断下结论。参芦作人参药用需持谨慎态度，《中国药典》和《全国中药炮制规范》规定人参去芦的做法较为妥当和现实。

第二节　中药炮制品显微鉴别及显微定量技术应用

一、蒲黄炭

【来源】蒲黄为香蒲科植物水烛香蒲 *Typha angustifolia* L.、东方香蒲 *Typha orientalis* Presl 或同属植物的干燥花粉。夏季采收蒲棒上部的黄色雄花序，晒干后碾轧，筛取花粉。

【炮制】取净蒲黄，置热锅内，用武火炒至表面棕褐色，喷淋清水少许，熄灭火星，取出，晾干。

【性状】本品形如蒲黄，表面棕褐色或黑褐色。具焦香气，味微苦、涩。

【性味与归经】甘，平。归肝、心包经。

【功能与主治】止血，化瘀，通淋。用于吐血，衄血，咯血，崩漏，外伤出血，经闭痛经，胸腹刺痛，跌仆肿痛，血淋涩痛。

【用法与用量】5~10g，包煎。外用适量，敷患处。

【注意】孕妇慎用。

【显微鉴别】

（1）粉末棕褐色。

（2）花粉粒类圆形，表面有网状雕纹。

（3）显微特征见图 2-2-1 蒲黄炭粉末显微特征图。

【显微定量】

蒲黄药用历史悠久，汉代《神农本草经》将其列为上品，用于"止血，消瘀血"。明代《本草纲目》记载其"生则能行，熟则能止"。后世中医临床常将其炒炭应用于吐血、衄血、咯血、崩漏、外伤出血、经闭腹痛、脘腹刺痛、跌仆肿痛、血淋涩痛等出血证和瘀血证。蒲黄炭质量的优劣，历来认为与炒炭存性关系极大。蒲黄炒炭存性与不同炭化程度的花粉粒数量是否相关，这种数量关系与蒲黄炭既止血又活血是否相关，周天达等对不同炭化程度的花粉粒的显微定量进行了研究。具体方法如下。

收集来自于 2 家医院药房蒲黄炭样品 A、B。另取市售药材草蒲黄过 80 目筛得蒲黄净药材。将蒲黄净药材分为三份：第一份按《中国药典》炒炭存性炒至黑褐色，间见少许均匀的棕黄色星点，为合格品（C_1 品）；第二份炒至全黑色，即为太过品（C_2 品）；第三份炒至棕黄色，即为不合格品（C_3 品）。取鸡蛋清用粗滤纸过滤于 10ml 的量筒中，加入等量甘油振摇混合均匀，作为分散剂备用。用精密称取 A 品 3.1851mg、B 品 3.2368mg、C_1 品 3.1002mg、C_2 品 3.5334mg、C_3 品 3.566mg，分别加入分散剂 0.05ml（用 1ml 吸管约 1 滴）搅拌均匀配成分散混悬液。然后用火柴棒（将无药端削至约 0.5mm 厚度）蘸取分散混悬液，迅速在载玻片上划约 2cm 的线段，分别编上号码，即可观察计数。

花粉粒成炭指标分为三级：①完全成炭的花粉粒，系整个花粉粒呈黑色者；②部分成炭的花粉粒，系花粉粒部分呈黑色或颜色加深呈棕褐色者；③未成炭的花粉粒，花粉粒仍为黄色者。在观察计数时，自左至右按三级成炭指标分辨不同炭化程度的花粉粒，同时分别计全片花粉粒个数。

实验结果表明，蒲黄炒炭存性中不同炭化程度花粉粒的数量关系是：完全成炭的花粉粒范围在 19.4%~21.0%~28.5%；部分成炭的花粉粒范围在 51.92%~61.8%~63.3%；未成炭的花粉粒范围在 17.2%~17.3%~19.7%。炒炭太过品，完全成炭的花粉粒数量极大，达到 70.72%，未成炭的花粉粒数量极少，仅占 1.4%。炒炭不及品，未成炭的花粉粒数量较大，占 49.2%；完全成炭的花粉粒数量甚微，约占 0.1%。

通过对蒲黄炭不同炭化程度花粉粒的显微定量分析，可见部分成炭的花粉粒所占比例最大，每个花粉粒都具备存性的要求；完全成炭的花粉粒比例大于未成炭的花粉粒比例，且差距不大，就整体比例来说也达到炒炭存性的要求。因此认为蒲黄炒炭存性不同炭化程度的花粉粒的前述数量关系，对于保证蒲黄炭的质量有一定的意义，可供制备蒲黄炭参考。

二、槐花炭

【来源】槐花为豆科植物槐 *Sophora japonica* L. 的干燥花及花蕾。夏季花开放或花蕾形成时采收，及时干燥，除去枝、梗及杂质。前者习称"槐花"，后者习称"槐米"。

【炮制】取净槐花，置热锅内，用武火炒至表面焦褐色，喷淋清水少许，熄灭火星，取出，晾干。

【性状】本品为表面棕褐色或黑褐色粉末。体轻，放水中则飘浮水面。手捻有滑腻感，易附着手指上。具焦香气，味微苦、涩。

【性味与归经】苦，微寒。归肝、大肠经。

【功能与主治】凉血止血，清肝泻火。用于便血，痔血，血痢，崩漏，吐血，衄血，肝热目赤，头痛眩晕。

【用法与用量】5~10g。

【显微鉴别】

（1）粉末棕褐色。

（2）花粉粒黄色或黄棕色，数量减少。

（3）黄色和黑色块状物多见。

（4）显微特征见图 2-2-2 槐花碳粉末显微特征图。

【显微定量】

《中国药典》炮制通则：制炭时应"存性"，并防止"灰化"。如何做到"适中"与"存性"即如何掌握火候标准，仅从药材外表和内部颜色来判断，是比较困难的。周天达等研究发现，生药经炒炭后，在显微特征上发生了明显的变化，如淀粉粒、花粉粒形态产生变化，并且在数量上明显减少。陈家春等对依法炮制的炭药每毫克所含显微特征微粒进行测定研究，并以此为作为判断该种生药炒炭炮制品是否达到炮制火候标准的依据之一。具体方法如下。

取干燥的槐花炭适量，用铜冲钵捣碎，过 100 目筛。称取 W mg（生药称取 100mg，炭药根据炒炭后收得率称取相应重量），置刻度试管中，加入水合氯醛试剂定容至 5.0ml，振摇，使混悬均匀。用微量刻度吸管吸取 0.06ml 的混悬液装片，制得的玻片要求混悬液在盖玻片下分布均匀，无气泡，不外溢，每个样品装制 5 张玻片。每块盖玻片均分为 9 个区域，在每个区域内以网格目镜测微尺 100 小格为一个测量单位面积，数取网格中显微特征微粒花粉粒的个数，每个区域内取 1 个数值，共取 9 个数，设其总数为 N。分别取干燥的实验材料，照上述方法检测计数，按以下公式分别计算每毫克样品所含显微特征微粒数，结果见表 2-2-1。

$$P = \frac{N \cdot A \cdot V}{A' \cdot V' \cdot W'}$$

式中　P——定量药材显微特征常数（个 /mg）；

　　　　N——9 个测量单位面积内显微特征微粒之和（个）；

　　　　A——盖玻片面积，$A=24.0 \times 10^3 \times 24.0 \times 10^3 \mu m^2$；

　　　　V——混悬液定容体积（ml），$V=5.0$ml；

　　　　A'——9 个盖玻片面积之和，$A' = 9 \times 163 \times 163 \mu m^2$；

　　　　V'——盖玻片下混悬液体积（μl），$V' = 0.06$ml；

　　　　W——药材重量（mg，按干燥品计）。

表 2-2-1　槐花与槐花炭的显微定量分析结果

样品	P					炭品与生品 P 值比（%）	95% 可信限
槐花	18325	18848	19371	18848	18325	65.5	18200~19286
槐花炭	11782	12436	13089	12436	11782		11627~12983

陈家春等收集了 2 批来自 2 家医院的槐花炭样品，样品从外表色泽、内部颜色、气味等方面和中药标本中心提供的炭药仔细比较，无明显差别。按照制定的方法对其进行了显微定量，结果 P 值分别为 12436、12566，均在已炮制达到火候标准的该炭品的

95% 可信范围内。

三、藕节炭

【来源】藕节为睡莲科植物莲 *Nelumbo nucifera* Gaertn. 的干燥根茎节部。秋、冬二季采挖根茎（藕），切取节部，洗净，晒干，除去须根。

【炮制】取净藕节，置热锅内，用武火炒至表面黑褐色或焦黑色，内部黄褐色或棕褐色，喷淋清水少许，熄灭火星，取出，晾干。

【性状】本品形如藕节，表面黑褐色或焦黑色，内部黄褐色或棕褐色。断面可见多数类圆形的孔。气微，味微甘、涩。

【性味与归经】甘、涩，平。归肝、肺、胃经。

【功能与主治】收敛止血，化瘀。用于吐血，咯血，衄血，尿血，崩漏。

【用法与用量】9~15g。

【显微鉴别】

1. 藕节

（1）粉末灰褐色。

（2）淀粉粒较多，单粒类圆形、长卵圆形，直径 6~45μm，长至 78μm，大粒脐点明显，点状、十字状、飞鸟状，层纹明显，复粒由 2~6 分粒组成。

（3）草酸钙簇晶较多。

（4）可见表皮细胞。

（5）显微特征见图 2-2-3 藕节粉末显微特征图。

2. 藕节炭

（1）粉末黑褐色。

（2）淀粉粒、草酸钙簇晶减少，不见表皮细胞。

（3）黑色和棕色块状物多见。

（4）显微特征见图 2-2-4 藕节碳粉末显微特征图。

【显微定量】

陈家春等对藕节、藕节炭每毫克所含显微特征微粒进行测定研究，并以此为作为判断该种生药炒炭炮制品是否达到炮制火候标准的依据之一。

取干燥的藕节炭适量，用铜冲钵捣碎，过 100 目筛。称取 W mg（生药称取 100mg，炭药根据炒炭后收得率称取相应重量），置刻度试管中，加入稀甘油定容至 5.0ml，振摇，使混悬均匀。用微量刻度吸管吸取 0.06ml 的混悬液装片，制得的玻片要求混悬液在盖玻片下分布均匀，无气泡，不外溢，每个样品装制 5 张玻片。每块盖玻片均分为 9 个区域，在每个区域内以网格目镜测微尺 100 小格为一个测量单位面积，数取网格中显微特征微粒淀粉粒的个数，每个区域内取 1 个数值，共取 9 个数，设其总数为 N。分别取干燥的实验材料，照上述方法检测计数，按以下公式分别计算每毫克样品所含显微特征微粒数，结果见表 2-2-2。

$$P = \frac{N \cdot A \cdot V}{A' \cdot V' \cdot W'}$$

式中　　P——定量药材显微特征常数（个 /mg）；

　　　　N——9 个测量单位面积内显微特征微粒之和（个）；

　　　　A——盖玻片面积，$A=24.0 \times 10^3 \times 24.0 \times 10^3 \mu m^2$；

　　　　V——混悬液定容体积（ml），$V=5.0ml$；

　　　　A'——9 个盖玻片面积之和；$A' =9 \times 163 \times 163 \mu m^2$；

　　　　V'——盖玻片下混悬液体积（μl），$V' =0.06ml$；

　　　　W——药材重量（mg，按干燥品计）。

表 2-2-2　藕节与藕节炭的显微定量分析结果

样品	P					炭品与生品 P 值比（％）	95％ 可信限
藕节	78279	82309	80285	82309	78279	72.2	77792~82792
藕节炭	60535	57352	60535	57352	54169		54683~61293

陈家春等收集了1批来自医院的藕节炭样品，样品从外表色泽、内部颜色、气味等方面和中药标本中心提供的炭药仔细比较，无明显差别。按照制定的方法对其进行了显微定量，结果 P 值为56715，均在已炮制达到火候标准的该炭品的95%可信范围内。

四、鸡冠花炭

【来源】鸡冠花为觅科植物鸡冠花 *Celosia cristata* L. 的干燥花序。秋季花盛开时采收，晒干。

【炮制】取净鸡冠花，置热锅内，用武火炒至表面焦黑色，喷淋清水少许，熄灭火星，取出，晾干。

【性状】本品形如鸡冠花。表面黑褐色，内部焦褐色。可见黑色种子。具焦香气，味苦。

【性味与归经】甘、涩，凉。归肝、大肠经。

【功能与主治】收敛止血，止带，止痢。用于吐血，崩漏、便血，痔血，赤白带下，久痢不止。

【用法与用量】6~12g。

【显微鉴别】

1. 鸡冠花

（1）粉末棕黄色。

（2）粒类球形，直径 26~34μm，表面可见疣状突起。

（3）苞片、花被细胞多见。

（4）显微特征见图 2-2-5 鸡冠花粉末显微特征图。

2. 鸡冠花碳

（1）粉末黑色。

（2）花粉粒数量减少，黑色和棕色块状物多见。

（3）显微特征见图 2-2-6 鸡冠花碳粉末显微特征图。

【显微定量】

陈家春等对鸡冠花、鸡冠花炭每毫克所含显微特征微粒进行测定研究。取干燥的鸡冠花炭适量，用铜冲钵捣碎，过 100 目筛。称取 W mg（生药称取 100mg，炭药根据炒炭后收得率称取相应重量），置刻度试管中，加入以水合氯醛试剂定容至 5.0ml，振摇，使混悬均匀。用微量刻度吸管吸取 0.06ml 的混悬液装片，制得的玻片要求混悬液在盖玻片下分布均匀，无气泡，不外溢，每个样品装制 5 张玻片。每块盖玻片均分为 9 个区域，在每个区域内以网格目镜测微尺 100 小格为一个测量单位面积，数取网格中显微特征微粒花粉粒的个数，每个区域内取 1 个数值，共取 9 个数，设其总数为 N。分别取干燥的实验材料，照上述方法检测计数，按以下公式分别计算每毫克样品所含显微特征微粒数，结果见表 2-2-3。

$$P = \frac{N \cdot A \cdot V}{A' \cdot V' \cdot W'}$$

式中　P——定量药材显微特征常数（个/mg）；

　　　N——9 个测量单位面积内显微特征微粒之和（个）；

　　　A——盖玻片面积，$A = 24.0 \times 10^3 \times 24.0 \times 10^3 \mu m^2$；

　　　V——混悬液定容体积（ml），$V = 5.0ml$；

　　　A'——9 个盖玻片面积之和；$A' = 9 \times 163 \times 163 \mu m^2$；

　　　V'——盖玻片下混悬液体积（μl），$V' = 0.06ml$；

　　　W——药材重量（mg，按干燥品计）。

表 2-2-3　鸡冠花与鸡冠花炭的显微定量分析结果

样品	P					炭品与生品 P 值比（%）	95% 可信限
鸡冠花	5758	5235	5758	5235	5758	58.1	5194~5904
鸡冠花炭	3272	3076	3354	3076	3354		3051~3401

五、牡丹皮炭

【来源】牡丹皮为毛茛科植物牡丹 *Paeonia suffruticosa* Andr. 的干燥根皮。秋季采挖根部，除去细根和泥沙，剥取根皮，晒干；或刮去粗皮，除去木心，晒干。前者习称"连丹皮"，后者习称"刮丹皮"。

【炮制】取净牡丹皮，洗净，润透，切薄片，低温干燥，过筛，置热锅内，用武火炒至表面黑褐色，喷淋清水少许，熄灭火星，取出，晾干。

【性状】本品呈圆形或卷曲形的薄片，表面黑褐色，断面褐色。质硬脆。气微香，味微苦而涩。

【性味与归经】苦、辛，微寒。归心、肝、肾经。

【功能与主治】凉血止血。用于吐血衄血。

【用法与用量】6~12g。

【显微鉴别】

1. 牡丹皮

（1）粉末淡黄棕色。

（2）淀粉粒众多，单粒类球形，直径 3~16μm，脐点明显，点状、裂隙状、三叉状，复粒由 2~6 分粒组成。

（3）草酸钙簇晶甚多。

（4）显微特征见图 2-2-7 牡丹皮粉末显微特征图。

2. 牡丹皮炭

（1）粉末黑褐色。

（2）淀粉粒显著减少。

（3）几无完整的草酸钙簇晶，可见较多的草酸钙结晶的碎粒、碎块。

（4）黄色和黑色块状物众多。

（5）显微特征见图 2-2-8 牡丹皮碳粉末显微特征图。

【显微定量】

陈家春等对牡丹皮、牡丹皮炭每毫克所含显微特征微粒进行测定研究。取干燥的牡丹皮炭适量，用铜冲钵捣碎，过 100 目筛。称取 W mg（生药称取 100mg，炭药根据炒炭后收得率称取相应重量），置刻度试管中，加入以稀甘油为分散剂，定容至 5.0ml，振摇，使混悬均匀。用微量刻度吸管吸取 0.06ml 的混悬液装片，制得的玻片要求混悬液在盖玻片下分布均匀，无气泡，不外溢，每个样品装制 5 张玻片。每块盖玻片均分为 9 个区域，在每个区域内以网格目镜测微尺 100 小格为一个测量单位面积，数取网格中显微特征微粒淀粉粒的个数，每个区域内取 1 个数值，共取 9 个数，设其总数为 N。分别取干燥的实验材料，照上述方法检测计数，按以下公式分别计算每毫克样品所含显微特征微粒数，结果见表 2-2-4。

$$P = \frac{N \cdot A \cdot V}{A' \cdot V' \cdot W'}$$

式中　P——定量药材显微特征常数（个 /mg）；

　　　N——9 个测量单位面积内显微特征微粒之和（个）；

　　　A——盖玻片面积，$A = 24.0 \times 10^3 \times 24.0 \times 10^3 \mu m^2$；

　　　V——混悬液定容体积（ml），$V = 5.0ml$；

　　　A'——9 个盖玻片面积之和；$A' = 9 \times 163 \times 163 \mu m^2$；

　　　V'——盖玻片下混悬液体积（μl），$V' = 0.06ml$；

　　　W——药材重量（mg，按干燥品计）。

表 2-2-4　牡丹皮与牡丹皮炭的显微定量分析结果

样品	P					炭品与生品 P 值比（%）	95% 可信限
牡丹皮	1037783	1059878	1126108	1106036	1081918	3.4	1038613~1126077
牡丹皮炭	38508	35736	35736	38508	35736		34960~38728

参考文献

［1］国家药典委员会. 中华人民共和国药典 2025 年版（一部）［M］. 北京：中国医药科技出版社，2025.

［2］西藏省等六省卫生局. 藏药标准［S］. 西宁：青海人民出版社，1978.

［3］徐国钧. 中药材粉末显微鉴定［M］. 北京：人民卫生出版社，1986.

［4］刘海青，刘亚蓉，朱志强. 西洋参与人参的显微鉴别［J］. 中药材，1995，18（1）：17.

［5］张瑜华. 西洋参与人参的显微定量鉴别［J］. 中国中药杂志，1995，20（9）：523.

［6］潘国良，柴清军. 显微定量法鉴别人参与西洋参［J］. 中国药业，2002，11（7）：52.

［7］王丽，刘铭，杨钒等. 显微定量法鉴别林下山参和园参［J］. 世界科学技术 – 中医药现代化，2020，20（2）：318–322.

［8］王薛，王曙，叶本贵. 藏边大黄的质量标准研究［J］. 华西药学杂志，2019，34（4）：370–374.

［9］李军林，李家实，王爱芹. 大黄与藏边大黄显微定量鉴别［J］. 中药材，1996，19（5）：234.

［10］杨建瑜，卫东娥，黄海群. 显微定量法鉴别射干与鸢尾［J］. 中药材，1993，16（3）：21–22.

［11］苑冬敏，刘扬，栾晓静，等. 黄柏的显微定量研究［J］. 中华中医药学刊，2007，25（5）：964–966.

［12］张玉珠. 赤芍显微特征常数测定与研究［J］. 中华中医药学刊，2014，32（12）：3007–3010.

［13］黄素高. 蒲黄花粉粒、海金砂孢子在粉末药材显微定量分析中应用的探讨［J］. 中药材，1987（6）：24.

［14］杨智峰，高玉娟，李敬梅. 甘草显微定量的方法研究［J］. 中国现代中药，2015，17（11）：1167–1170.

［15］陈家春，李志雄，毛维纶. 槐花炭等 4 味炭药的显微定量分析［J］. 时珍国医国药，2000，11（1）：21.

［16］陈家春，李志雄，毛维纶. 中药炭药的显微定量［J］. 中国医院药学杂志，2000，20（9）：536.

［17］罗文蓉，杨扶德，常丽虹. 槐花的花及花蕾显微定量与含量测定的比较研究［J］. 甘肃中医学院学报，2001，18（3）：17.

［18］李卫民，高英，全红，等. 中成药中肉桂、红花的显微定量［J］. 中成药，1994，16（2）：18–19.

［19］曾秋初，陈征. 麝香的掺伪物测定与分析［J］. 湖南中医药导报，1997，3（4）：46–47.

［20］刘海青，朱志强，刘亚蓉. 参芦催吐机理再论［J］. 西北药学杂志，1997，12（6）：250.

［21］周天达，李波. 蒲黄炒炭存性不同炭化程度的花粉粒的显微定量分析［J］. 湖南中医杂志，1987（4）：48–50.

［22］郭洪利，俞炳林，秦玉山. 蒲黄杂质检查方法的研究［J］. 山东中医杂志，1999，18（3）：132–133.

［23］周天达，李波. 23 种炭药的显微观察［J］. 中成药，1989，11（12）：18.

［24］石俊英，宋广运. 中药显微定量法的研究［J］. 中药通报，1985，10（10）：443–445.

第三章
中成药的显微定量技术应用

第一节　丸剂

一、概述

丸剂系指原料药物与适宜的辅料制成的球形或类球形固体制剂。丸剂包括蜜丸、水蜜丸、水丸、糊丸、蜡丸、浓缩丸、滴丸和糖丸等。

蜜丸　系指饮片细粉以炼蜜为黏合剂制成的丸剂。其中每丸重量在 0.5g（含 0.5g）以上的称大蜜丸，每丸重量在 0.5g 以下的称小蜜丸。

水蜜丸　系指饮片细粉以炼蜜和水为黏合剂制成的丸剂。

水丸　系指饮片细粉以水（或根据制法用黄酒、醋、稀药汁、糖液、含 5% 以下炼蜜的水溶液等）为黏合剂制成的丸剂。

糊丸　系指饮片细粉以米粉、米糊或面糊等为黏合剂制成的丸剂。

蜡丸　系指饮片细粉以蜂蜡为黏合剂制成的丸剂。

浓缩丸　系指饮片或部分饮片提取浓缩后，与适宜的辅料或其余饮片细粉，以水、炼蜜或炼蜜和水等为黏合剂制成的丸剂。根据所用黏合剂的不同，分为浓缩水丸、浓缩蜜丸和浓缩水蜜丸等。

滴丸　系指原料药物与适宜的基质加热熔融混匀，滴入不相混溶、互不作用的冷凝介质中制成的球形或类球形制剂。

糖丸　系指以适宜大小的糖粒或基丸为核心，用糖粉和其他辅料的混合物作为撒粉材料，选用适宜的黏合剂或润湿剂制丸，并将原料药物以适宜的方法分次包裹在糖丸中而制成的制剂。

丸剂在生产与贮藏期间应符合下列有关规定。

1. 除另有规定外，供制丸剂用的药粉应为细粉或最细粉。

2. 炼蜜按炼蜜程度分为嫩蜜、中蜜和老蜜，制备时可根据品种、气候等具体情况选用。蜜丸应细腻滋润，软硬适中。

3. 滴丸基质包括水溶性基质和非水溶性基质，常用的有聚乙二醇类（如聚乙二醇 6000、聚乙二醇 4000 等）、泊洛沙姆、硬脂酸聚烃氧（40）酯、明胶、硬脂酸、单硬脂酸甘油酯、氢化植物油等。

4. 丸剂通常采用泛制、塑制和滴制等方法制备。

5. 浓缩丸所用饮片提取物应按制法规定，采用一定的方法提取浓缩制成。

6. 蜡丸制备时，将蜂蜡加热熔化，待冷却至适宜温度后按比例加入药粉，混合均匀。

7. 除另有规定外，水蜜丸、水丸、浓缩水蜜丸和浓缩水丸均应在 80℃以下干燥；含挥发性成分或淀粉较多的丸剂（包括糊丸）应在 60℃以下干燥；不宜加热干燥的应采用其他适宜的方法干燥。

8. 滴丸冷凝介质必须安全无害，且与原料药物不发生作用。常用的冷凝介质有液状石蜡、植物油、甲基硅油和水等。

9. 除另有规定外，糖丸在包装前应在适宜条件下干燥，并按丸重大小要求用适宜筛号的药筛过筛处理。

10. 根据原料药物的性质、使用与贮藏的要求，凡需包衣和打光的丸剂，应使用各品种制法项下规定的包衣材料进行包衣和打光。

11. 除另有规定外，丸剂外观应圆整，大小、色泽应均匀，无粘连现象。蜡丸表面应光滑无裂纹，丸内不得有蜡点和颗粒。滴丸表面应无冷凝介质黏附。

12. 根据原料药物的性质与使用、贮藏的要求，供口服的滴丸可包糖衣或薄膜衣。必要时，薄膜衣包衣滴丸应检查残留溶剂。

13. 丸剂的微生物限度应符合要求。

14. 根据原料药物和制剂的特性，除来源于动、植物多组分且难以建立测定方法的丸剂外，溶出度、释放度、含量均匀度等应符合要求。

15. 除另有规定外，丸剂应密封贮存，防止受潮、发霉、虫蛀、变质。

二、常见丸剂的显微定量

二陈丸

Erchen Wan

【处方】陈皮 250g，半夏（制）250g，茯苓 150g，甘草 75g

【制法】以上四味，粉碎成细粉，过筛，混匀。另取生姜 50g，捣碎，加水适量，压榨取汁，与上述粉末泛丸，干燥，即得。

【性状】本品为灰棕色至黄棕色的水丸；气微香，味甘、微辛。

【功能与主治】燥湿化痰，理气和胃。用于痰湿停滞导致的咳嗽痰多、胸脘胀闷、恶心呕吐。

【用法与用量】口服。一次 9~15g，一日 2 次。

【来源】《中国药典》

【显微鉴别】

（1）草酸钙方晶存在于中果皮薄壁细胞中，直径 5~17μm，长约至 30μm。果皮表皮细胞断面观扁方形，外被角质层；表面观类多角形或类长多角形，气孔类圆形，直径约 20μm（陈皮）。

（2）草酸钙针晶成束，存在于类圆形或椭圆形黏液细胞中，针晶纤细，完整者长约 70μm。复粒淀粉较大，由 2~8 分粒组成（半夏）。

（3）多糖团块不规则形，常具末端钝圆的短分枝，遇水合氯醛试液（加热）迅即溶化。菌丝无色或棕色，细长，弯曲，直径约至 8μm，常具长短不一的分枝（茯苓）。

（4）纤维束淡黄色或近无色，多碎断，纤维细长，直径 14μm，壁极厚，胞腔线形；其周围细胞含草酸钙方晶，形成晶纤维，含晶细胞壁不均匀增厚，微木化。具缘纹孔导管形大，多破碎，纹孔椭圆形，对列或互列，常附有木薄壁细胞的痕迹（甘草）。

【显微定量】

（1）王长墉等对二陈丸中的茯苓、甘草进行了显微定量研究。茯苓选其菌丝，甘草选其纤维作为计数的特征物，用数理统计方法对二陈丸中的茯苓、甘草粉末进行显微定量探索，选用容量法检验不同浓度与其镜检下粉末特征数的相关性，建立回归方程。计数方法为每个浓度作 6 组试验，每组用移液管取 0.42ml 混悬液分装 6 片，用 24mm×24mm 盖玻片。每片置显微镜下观察 15 个视野，视野的选取方法见图 3-1-1。

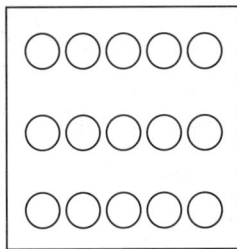

图 3-1-1　15 个视野分布图

每组 6 片各 15 个视野，观察特征物的个数之和，为一个统计的特征物数目。对每种浓度的 6 个特征物数目取均数即为该浓度所对应的特征数。单味茯苓六个不同浓度的特征数见表 3-1-1。

表 3-1-1　单味茯苓浓度与特征数

浓度（g/ml）	特征数
0.002	64
0.004	148
0.006	212
0.01	349
0.015	521
0.02	697

以上结果说明，单味茯苓混悬液的浓度与其特征数间具有较理想的线性相关性。为进一步验证这种关系，又对单味甘草，二陈丸中的茯苓、甘草分别作了实验及统计分析。设茯苓液浓度为 X，特征数为 Y，由表 3-1-1 数据进行相关性检验，计算得相关系数 $r=0.9998$，自由度为 4。

回归方程 $y=34740x+1.77$……（A）

对回归方程（A）进行方差分析，结果见表 3-1-2。

表 3-1-2　方差分析表

方差来源	自由度	离差平方和	方差	F 值	显著性
回归	1	289123.65	289123.65	6048.6	$F > F_{1-0.01}=21.2$
剩余	4	191.19	47.8		$\alpha=0.01$ 极显著

可知茯苓混悬液的浓度与其特征数间具有较理想的线性相关性。

［二陈丸中茯苓的实验过程］将按药典配方自制的二陈丸溶于标准试液中，作易于观察的 5 个浓度：0.01、0.02、0.03、0.04、0.05，每个浓度做 3 组实验。每组取混悬液 0.42ml 分装 6 片，每片观察 15 个视野。取特征数方法同前。由《中国药典》中二陈丸配方可知其中茯苓占 150/725=6/29，推算出二陈丸五种混悬液中茯苓的浓度分别为 0.002069g/ml、0.00414g/ml、0.00621g/ml、0.00828g/ml 和 0.01034g/ml，实验数据见表 3-1-3。

表3-1-3 二陈丸中茯苓浓度与特征数

浓度（g/ml）	特征数
0.00207	66
0.00414	142
0.00621	203
0.00828	269
0.01034	309

进行相关性检验：计算得$r=0.9952$，自由度为3，相关性极显著。回归方程为：$y=29645x+12.9$；用方差分析法检验得回归方程确有意义。

［单味甘草实验过程］取宜于观察的五种浓度的单味甘草粉末混悬液，对每种浓度做5组实验。每组取0.35ml混悬液均匀地分装5片，每片观察16个视野。其视野分布见图3-1-2。

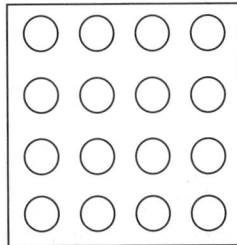

图3-1-2 16个视野分布图

镜检特征物，记录每个视野的特征物数目。将每组5片的16个视野的特征物数目相加，再取其5组的均数即为一个浓度对应的特征数，详见表3-1-4。

表3-1-4 单味甘草浓度与特征数

浓度（g/ml）	特征数
0.002	124
0.003	197
0.004	287
0.005	368

浓度（g/ml）	特征数
0.006	443

进行相关性检验：$r=0.9995$，自由度为3，相关性极显著。建立回归方程为：$y=80900x-39.8$；方差分析法检验结果确有意义。

[二陈丸中甘草的实验过程] 装片、计数过程均与单味甘草相同。取二陈丸的浓度为 0.02~0.06，再按二陈丸配方折算出甘草浓度。实验数据见表3-1-5。

进行相关性检验：$r=0.9977$，自由度为3，相关性极显著。回归方程为：$y=80346x-48.1$；用方差分析法检验得回归方程确有意义。

表3-1-5　二陈丸中甘草浓度与特征数

浓度（g/ml）	特征数
0.00207	128
0.0031	194
0.00414	273
0.00517	372
0.0062	454

单味的及二陈丸中的茯苓、甘草混悬液的浓度与其特征数间的线性相关性极显著，所建立的回归方程确有意义。如：对二陈丸中的茯苓，选取最宜于观察的二陈丸混悬液的一个浓度为 0.04g/ml，用回归方程可估计出特征数的置信区间为（239，277）（$\alpha=0.05$）。在检验二陈丸中的茯苓含量是否合乎药典规定时，可从二陈丸中随机取样，按规定配成浓度为 0.04g/ml 的混悬液，再按规定程序镜检，即取 0.42ml 混悬液，均匀地分装 6 片，每片观察15个视野，共90个视野的特征物数目之和为其特征数。若特征数在239~277 之间，则该二陈丸中茯苓的含量是符合要求的。

（2）石俊英等人也对二陈丸中的茯苓进行了定量研究，选其菌丝为计数特征物。检测前用显微量尺测算出视野面积，每片观察 25 个视野，视野选取方法见图 3-1-3，记录特征数。

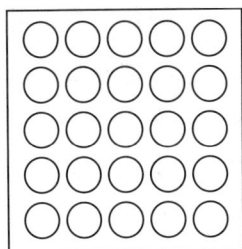

图 3-1-3 25 个视野分布图

检测结果计算：取其 25 个视野的特征数之和，按下面的公式计算出每毫克净药材的特征数或计算出成方中某药材的百分含量。

$$纯净药材每毫克特征数（个/mg）= \frac{N \cdot A \cdot V}{A' \cdot V' \cdot W} \qquad (1)$$

$$中成药或复方中某药材的百分含量（\%）= \frac{N \cdot A \cdot V \cdot 100}{A' \cdot V' \cdot W \cdot P} \qquad (2)$$

式中 N——25 个视野的特征数之和（个）；

$\quad\quad A$——盖玻片面积（mm^2）；

$\quad\quad A'$——25 个视野面积（mm^2）；

$\quad\quad V$——混悬液定容体积（ml）；

$\quad\quad V'$——盖玻片下混悬液体积（ml）；

$\quad\quad W$——检品称取量（mg）；

$\quad\quad P$——纯净药材每毫克特征数（个）。

用上述方法对茯苓做了多次重复实验，得出纯净药材每毫克特征数的 20 个数据，结果见表 3-1-6。

表 3-1-6 茯苓每毫克特征数检测

次数	1	2	3	4	5	6	7	8	9	10	平均值
特征数	2517	2401	2500	2399	2342	2514	2354	2466	2379	2429	
次数	11	12	13	14	15	16	17	18	19	20	2439
特征数	2475	2391	2470	2459	2508	2380	2482	2405	2462	2475	

从实验可知，每毫克纯净药材的特征数为一常数。为了找出这一常数，对 20 次实验结果进行了统计处理。根据公式：$\overline{X}+t\times\dfrac{S}{\sqrt{n}}>T>\overline{X}-t\times\dfrac{S}{\sqrt{n}}$ 求算出茯苓每毫克特征数为 2439±26。因此，有 95% 的把握认为茯苓每毫克特征数在 2465~2414 之间。

为了证实显微定量法的效果和测定常数的可靠性，配制了茯苓不同含量的混合粉末，用上法检测，根据公式（2）计算出药材的百分含量，结果见表 3-1-7。

表 3-1-7　茯苓混合粉末中药材含量检测

配制含量（%）	检测含量（%）	每毫克特征数
10.8	10.3	250
18.6	18.6	424
30.4	30.5	744
39.7	39.0	952
49.7	49.1	1198
59.2	58.9	1411

将表中真实含量和实验检测含量分别进行 t 检验，两者无明显差异。结果经回归分析，发现药材含量与每毫克特征数呈显著的线性相关性，茯苓回归方程为：$y=2422.9792x-1.6071$，$r=0.9999$。用此法检测二陈丸中茯苓的含量，《中国药典》配方含量为 20.7%，检测含量为 19.8%，结果与药典配方含量基本相符，初步证明此法是可行的。

六味地黄丸
Liuwei Dihuang Wan

【处方】熟地黄 160g，酒萸肉 80g，牡丹皮 60g，山药 80g，茯苓 60g，泽泻 60g

【制法】以上六味，粉碎成细粉，过筛，混匀。用乙醇泛丸，干燥，制成水丸，或每 100g 粉末加炼蜜 35~50g 与适量的水，制丸，干燥，制成水蜜丸；或加炼蜜 80~110g 制成小蜜丸或大蜜丸，即得。

【性状】 本品为棕黑色的水丸、水蜜丸、棕褐色至黑褐色的小蜜丸或大蜜丸；味甜而酸。

【功能与主治】 滋阴补肾。用于肾阴亏损，头晕耳鸣，腰膝酸软，骨蒸潮热，盗汗遗精，消渴。

【用法与用量】 口服。水丸一次 5g，水蜜丸一次 6g，小蜜丸一次 9g，大蜜丸一次 1 丸，一日 2 次。

【来源】《中国药典》

【显微鉴别】

（1）薄壁组织灰棕色至黑棕色，细胞多皱缩，内含棕色类圆形核状物，直径 9~13μm（熟地黄）。

（2）果皮表皮细胞淡黄色或淡棕色，表面观类多角形，直径 14~26μm，长至 37μm，垂周壁略呈连珠状增厚，有的中层明显，外平周壁有颗粒状角质增厚（山茱萸）。

（3）草酸钙簇晶存在于无色或淡黄色薄壁细胞中，直径 10~40μm，含晶薄壁细胞较小，类方形，常数个细胞排列成行。木栓细胞表面观类方形、多角形或延长，壁稍厚，显淡红色（牡丹皮）。

（4）草酸钙针晶成束存在于淡黄色黏液细胞中，针晶较粗长，长至 200μm 以上，直径约至 5μm，很少散离。淀粉粒单粒卵形或椭圆形，直径 23~41μm，脐点短缝状、点状或"人"字状，层纹可见（山药）。

（5）多糖团块无色，呈不规则颗粒状或末端钝圆的短分枝状，遇水合氯醛液溶化，呈冻胶状。菌丝无色，细长，稍，有的具分枝，直径 3~7μm（茯苓）。

（6）薄壁细胞类圆形，具多数椭圆形纹孔，集成纹孔群（泽泻）。

【显微定量】

（1）王长墉等对六味地黄丸开展了显微定量研究，处方中茯苓选其菌丝、熟地黄选其棕色核状物、牡丹皮选其簇晶作为计数的特征物，用数理统计方法对六味地黄丸中的茯苓、熟地黄、牡丹皮进行了显微定量的探索。

茯苓选其菌丝为计数的特征物，选择适宜的、清晰的镜检浓度，浓度过大，特征物易被遮盖，误差大；反之，浓度过小，视野内特征物极少，观察时误差亦很大。经若干次筛选，六味地黄丸标准液的浓度以 0.0240g/ml 为宜，按药丸中的药与蜂蜜的重量比为 100∶90 计算，则该标准液中含茯苓的浓度为 0.0015g/ml。

计数方法：用移液管取标准液 0.42ml，分装 6 片，用 24mm×24mm 盖玻片覆盖，装片力求标准液均匀地分布于全部盖玻片下，且不外溢，无气泡。每片镜检 16 个视野，视野的选取方法见图 3-1-4。将 6 片各 16 个视野观察到的特征物数记录后取其和，即为一个统计的特征数。

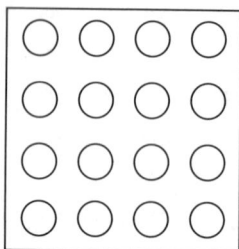

图 3-1-4　16 个视野分布图

标准液的药丸浓度为 0.0240g/ml 时，显微特征数见表 3-1-8。

表 3-1-8　茯苓显微特征数统计表

特征数	48	50	51	52	53	54	55	56	57	58	59	60	61	62	63	64
频数	2	2	2	6	6	2	7	8	9	9	7	4	6	2	1	2

标准液的药丸浓度为 0.0192g/ml 时特征数：40，43，44，45，46，48，48，44，45，48。

标准液的药丸浓度为 0.0144g/ml 时特征数：30，32，33，36，37，35，35，34，38，38。

统计处理：对第一个浓度下的 75 个数据用正态概率纸检验属于正态分布。估计得该浓度所对应的特征数有 95% 落在 50~64 范围内，即该浓度下特征数的正常值范围为 50~64。同理估计得其余两浓度下特征数的正常值范围分别为 40~50 和 30~40。

熟地黄以棕色核状物为计数的特征物，最清晰的、适宜的标准液含药丸浓度为 0.0240g/ml。采取与茯苓相同的方法配制标准液和计数。

标准液中药丸浓度为 0.020g/ml 时，显微特征数见表 3-1-9。

表 3-1-9　熟地显微特征数统计表

特征数	56	57	59	60	61	62	63	64	65	66	67	68	69	70	71	72
频数	1	1	2	3	2	5	5	8	13	5	4	5	6	2	1	2

标准液中药丸浓度为 0.0200g/ml 时特征数：45，44，43，48，42，45，47，46，44，42。

统计处理：采取与茯苓同样的方法估计出标准液中药丸浓度为 0.0240g/ml 时，特征数的正常值范围为 58~72。当标准液中药丸浓度为 0.0200g/ml 时，特征数的正常值范围为 41~49。

牡丹皮以簇晶为计数的特征物，筛选得最适宜的标准液含药丸浓度为 0.0260g/ml。用万分之一天平称量标准六味地黄丸适量，稀释、离心去蜜后，采取与茯苓相同的方法配制标准液和计数。

标准液中药丸浓度为 0.0260g/ml 时，显微特征数见表 3-1-10。

表 3-1-10　牡丹皮显微特征数统计表

特征数	56	57	58	59	60	61	62	63	64	65	66	67	68	69	70	71
频数	2	1	9	8	4	4	8	10	9	5	5	1	2	3	4	2

标准液中药丸浓度为 0.0170g/ml 时特征数：44，38，46，46，48，34，32，44，41，46，37，42，34，38，42。

统计处理：采取与茯苓相同的方法估计得以上第一种浓度特

征数的正常值范围为 55~71，另一浓度为 31~50。

标准液中含六味地黄丸浓度为 0.0240g/ml 时，茯苓的特征数有 95% 应分布在 50~64 范围内，熟地黄的特征数有 95% 应在 58~72 范围内。而当含药丸浓度为 0.0260g/ml 时，牡丹皮的特征数有 95% 应在 55~71 范围内。这一结论可用于检测商品六味地黄丸中茯苓、熟地黄、牡丹皮的含量。

方法：称量商品六味地黄丸适量，加水合氯醛至规定浓度，混合均匀后，采取与上述实验相同的方法计算特征数。若特征数在各自的正常值范围内，则有 95% 的把握判断丸中该味药含量基本符合要求。否则说明投料或搅拌有问题。例如检测得茯苓的特征数在 50~64 范围内，为符合要求。又由标准液中药丸浓度为 0.0192g/ml 时可推算出其中茯苓浓度为 0.0012g/ml，这时的正常值范围为 40~50。故可判断所检测的茯苓投药的最大误差也小于 20%。若特征数不在正常值范围，一般是投药有问题，可重复 2 次后得出结论。对熟地黄、牡丹皮的检测方法同上。

（2）石俊英等人对茯苓选菌丝为计数特征物。检测前用显微量尺测算出视野面积，每片观察 25 个视野，视野选取方法见图 3-1-5，记录特征数。

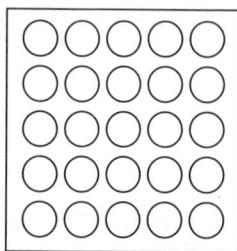

图 3-1-5　25 个视野分布图

取其 25 个视野的特征数之和，按下面的公式计算出每毫克净药材的特征数或计算出成方中某药材的百分含量。

$$\text{纯净药材每毫克特征数（个/mg）} = \frac{N \cdot A \cdot V}{A' \cdot V' \cdot W} \quad (1)$$

中成药或复方中某药材的百分含量（％）$= \dfrac{N \cdot A \cdot V \cdot 100}{A' \cdot V' \cdot W \cdot P}$ （2）

式中　N——25 个视野的特征数之和（个）；

　　　A——盖玻片面积（mm^2）；

　　　A'——25 个视野面积（mm^2）；

　　　V——混悬液定容体积（ml）；

　　　V'——盖玻片下混悬液体积（ml）；

　　　W——检品称取量（mg）；

　　　P——纯净药材每毫克特征数（个）。

用上述方法对茯苓做了多次重复实验，得出 20 个数据，结果见表 3-1-11。

表 3-1-11　茯苓每毫克特征数检测

次数	1	2	3	4	5	6	7	8	9	10	平均值
特征数	2517	2401	2500	2399	2342	2514	2354	2466	2379	2429	
次数	11	12	13	14	15	16	17	18	19	20	2439
特征数	2475	2391	2470	2459	2508	2380	2482	2405	2462	2475	

从实验可知，每毫克纯净药材得特征数为一常数。为了找出这一常数，对 20 次实验结果进行了统计处理。根据公式：$\overline{X} + t \times \dfrac{S}{\sqrt{n}} > T > \overline{X} - t \times \dfrac{S}{\sqrt{n}}$ 求算出茯苓每毫克特征数为 2439±26。因此，有 95% 的把握认为茯苓每毫克特征数在 2465~2414 之间。

为了证实显微定量法的效果和测定常数的可靠性，配制了茯苓不同含量的混合粉末，用上法检测，根据公式（2）计算出药材的百分含量，结果见表 3-1-12。

表 3-1-12　茯苓混合粉末中药材含量检测

配制含量（％）	检测含量（％）	每毫克特征数
10.8	10.3	250
18.6	18.6	424
30.4	30.5	744

续表

配制含量（%）	检测含量（%）	每毫克特征数
39.7	39.0	952
49.7	49.1	1198
59.2	58.9	1411

将表中真实含量和实验检测含量分别进行 t 检验，两者无明显差异。结果经回归分析，发现药材含量与每毫克特征数呈显著的线性相关性，茯苓回归方程为：$y=2422.9792x-1.6071$，$r=0.9999$。用此法检测六味地黄丸中茯苓的含量，《中国药典》配方含量为 6.32%，检测含量为 6.33%，其结果与药典配方含量基本相符，初步证明此法是可行的。

（3）李娜利用显微定量法，对六味地黄丸中的牡丹皮、山茱萸进行显微研究。采用容量分析法，将药材粉碎，过筛，精密称取定量的粉末，放入干净的研钵中，用水合氯醛试液将粉末转移至 25ml 容量瓶，加入相应的甘油量，用水合氯醛定容，得供试品混悬液。充分摇匀后，用微量移液器准确吸取 0.02ml 样品液置载玻片上，盖上盖玻片，完成制片。在显微镜下按"之"字形观察，记录每张片子的显微特征个数，每个样品平行做 3 次，每次平行装片 50 张，将所得结果随机分为 5 组，计算每组的平均值，再按照公式计算显微特征常数值。

成药处理方法：将成药小心粉碎至完全过一定目数的筛，加适量水，充分研磨搅匀，离心，倾出上层液，向沉淀中加入清水，将沉淀搅起与水混匀，离心，不断重复上述操作，直至上层液澄清，将沉淀取出，置烘箱内低温干燥（＜60℃），待干透后再将其研磨过相同目数的筛，备用。

用以上方法对六味地黄丸中牡丹皮、山茱萸显微定量测定，结果显示：所检测样品中牡丹皮、山茱萸含量大多符合《中国药典》规定的标准。

栀子金花丸
Zhizi Jinhua Wan

【处方】栀子 116g，黄连 4.8g，黄芩 192g，黄柏 60g，大黄 116g，金银花 40g，知母 40g，天花粉 60g

【制法】以上八味，粉碎成细粉，过筛，混匀，用水泛丸，干燥，即得。

【性状】本品为黄色至黄褐色的水丸；味苦。

【功能与主治】清热泻火，凉血解毒。用于肺胃热盛，口舌生疮，牙龈肿痛，目赤眩晕，咽喉肿痛，吐血衄血，大便秘结。

【用法与用量】口服。一次 9g，一日 1 次。

【来源】《中国药典》

【显微鉴别】

（1）种皮石细胞淡黄色，表面观多角形，直径 41~93μm，长至 144μm，壁厚约至 38μm，呈瘤状突起伸入胞腔，孔沟较宽，末端膨大呈囊状，胞腔不规则，孔沟及胞腔内充满橙红色物；断面观类长方形，外切向壁黏液化。内果皮石细胞淡黄色，圆多角形、类圆形或长圆形，直径 14~29μm，胞腔中常含草酸钙方晶。内果皮纤维淡黄色，上、下层交错排列，细长梭形，直径 10~17μm，常含方晶。内胚乳细胞表面观类多角形或类方形，直径 16~27μm，充满草酸钙砂晶（栀子）。

（2）木纤维鲜黄色，成束，较细长，直径 10~17μm，壁稍厚，纹孔稀疏。韧皮纤维鲜黄色，成束，纺锤形或长梭形，末端钝圆或斜尖，直径 14~26μm，长 99~141μm，壁厚，纹孔及孔沟明显。石细胞鲜黄色，类方形或类长方形，直径至 70μm，长至 96μm，壁厚 8~30μm，层纹明显，纹孔小，孔沟细（黄连）。

（3）韧皮纤维微黄色，单个散在，梭形，稍弯曲，两端尖或斜尖，直径 24~29μm，长至 221μm，壁甚厚，木化，孔沟明显（黄芩）。

（4）纤维鲜黄色，成束，甚长，直径 21~34μm，壁极厚，木化，纤维束周围细胞含草酸钙方晶，形成晶纤维，含晶细胞壁不均匀增厚；方晶直径 8~20μm。石细胞鲜黄色，形大，不规则分枝状，长约至 185μm，层纹细密，孔沟不明显或短（黄柏）。

（5）草酸钙簇晶形大，直径 83μm 以上，棱角大多宽而短钝，有的长尖（大黄）。

（6）非腺毛单细胞直径 19~28μm，长约至 240μm，壁厚 6~12μm，表面有疣状突起，有的具单螺纹，足部稍膨大，纹孔明显。花粉粒黄色，直径 56~70μm，外壁具细密短刺及圆形细颗粒状雕纹，具 3 孔沟（金银花）。

（7）草酸钙针晶成束或散在，针晶长 34~107μm，直径 1~2μm（知母）。

（8）石细胞黄绿色，单个散在，类椭圆形或类多角形，边缘不平整或突起，直径 39~54μm，长约至 101μm，壁厚 3~16μm，层纹不明显，纹孔及孔沟细密。导管碎片淡黄绿色，形大，具缘纹孔六角、五角形或类方形，排列极紧密，纹孔直径 3~10μm（天花粉）。

【显微定量】

（1）金银花选其花粉粒作为计数的特征物，石俊英等对栀子金花丸中的金银花进行了显微定量的研究。精确称取自然干燥的纯净药材粉末或中成药，用水合氯醛试剂仔细定容至一定体积，使其混合均匀。在装片前先用游标卡尺（误差 0.02mm）测量出盖玻片面积，用微量刻度吸管吸取混悬液装片，每片 0.07ml，用盖玻片覆盖。每个重复装 6 片，力求装片准确，混悬液分布均匀，无气泡，不外溢。金银花选花粉粒为计数的特征物。检测前用显微量尺测算出视野面积，每片观察 25 个视野，视野选取方法见图 3-1-6，记录特征数。

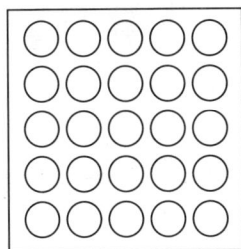

图 3-1-6 25 个视野分布图

取 25 个视野的特征数之和，按下面的公式计算出每毫克净药材的特征数或计算出成方中某药材的百分含量。

$$纯净药材每毫克特征数（个 /mg）= \frac{N \cdot A \cdot V}{A' \cdot V' \cdot W} \qquad （1）$$

$$中成药或复方中某药材的百分含量（\%）= \frac{N \cdot A \cdot V \cdot 100}{A' \cdot V' \cdot W \cdot P} \qquad （2）$$

式中　N——25 个视野的特征数之和（个）；

　　　A——盖玻片面积（mm^2）；

　　　A'——25 个视野面积（mm^2）；

　　　V——混悬液定容体积（ml）；

　　　V'——盖玻片下混悬液体积（ml）；

　　　W——检品称取量（mg）；

　　　P——纯净药材每毫克特征数（个）。

用上述方法对金银花做了多次重复实验，得出 20 个数据，结果见表 3-1-13。

表 3-1-13　金银花每毫克特征数检测

次数	1	2	3	4	5	6	7	8	9	10	平均值
特征数	1022	983	1067	985	1023	1096	1000	1001	1047	991	
次数	11	12	13	14	15	16	17	18	19	20	1012
特征数	1108	1047	968	992	974	997	996	1002	955	991	

从实验可知，每毫克纯净药材的特征数为一常数。为了找出这一常数，对 20 次实验结果进行了统计处理。根据公

式：$\overline{X} + t \times \dfrac{S}{\sqrt{n}} > T > \overline{X} - t \times \dfrac{S}{\sqrt{n}}$ 求算出金银花每毫克特征数为 1012±21。因此，有 95% 的把握认为金银花每毫克特征数在 992~1033 之间。

为了证实显微定量法的效果和测定常数的可靠性，配制了金银花不同含量的混合粉末，用上法检测，根据公式（2）计算出药材的百分含量，结果见表 3-1-14。

表 3-1-14　金银花混合粉末中药材含量检测

配制含量（%）	检测含量（%）	每毫克特征数
12.7	12.1	122
25.0	24.9	252
32.1	32.4	328
37.6	37.6	380
50.2	50.2	508
62.5	61.7	624

将表中真实含量和实验检测含量分别进行 t 检验，两者无明显差异。结果经回归分析，发现药材含量与每毫克特征数呈显著的线性相关性，金银花回归方程为：$y = 1007.7976x - 0.6938$，$r = 0.9997$。用此法检测栀子金花丸中金银花的含量，《中国药典》配方含量为 6.36%，检测含量为 6.31%，其结果与药典配方含量基本相符，初步证明此法是可行的。

（2）陈聪慧等以金银花粉末中的非腺毛为计数特征，非腺毛的显微特征明显，数量众多，易于观察计数，且具有专属性，因此采用显微定量法对栀子金花丸中的金银花进行百分含量的测定。影响样品混悬效果的因素主要有样品重量、样品的粉碎粒度、混悬剂的用量。考虑到各因素的考察水平有所不同，故采用 3 因素 6 水平均匀设计法考察显微定量法的优化条件，具体实验设计见表 3-1-15。

表 3-1-15　金银花中非腺毛显微特征常数测定均匀设计方案 $U_6(6^3)$

实验次数	A 样品重量（mg）	B 粉碎粒度（目）	C 加入甘油量（ml）
1	50.0	80	6.0
2	60.0	100	12.0
3	70.0	100	4.0
4	80.0	80	10.0
5	90.0	80	2.0
6	100.0	100	8.0

取金银花样品粉碎，分别过 80 目和 100 目筛。精密稳定 50mg、60mg、70mg、80mg、90mg、100mg 共 6 份，用水合氯醛试液多次水飞，移入 25ml 量瓶中，按均匀设计表加入相应甘油量，最后用水合氯醛液定容。充分摇匀后，精密吸取 0.02ml 进行显微装片，每份溶液平行装片 50 张，于显微镜下观察非腺毛并计数。将所得的结果随机化分为 5 组，分别计算 5 组平均值的 *RSD*。以每份样品平均值的 *RSD* 为考察指标，结果见表 3-1-16。

表 3-1-16　金银花中非腺毛显微特征常数测定均匀设计实验结果

样品编号	非腺毛平均值（个）	*RSD*（%）
1	20.08	6.36
2	25.74	5.02
3	35.54	3.21
4	39.70	3.11
5	44.80	2.29
6	40.84	1.67

通过 SPSS 17.0 统计软件得出均匀设计结果：$Y=10.411-0.091X_1$，$r=0.931$，$F=53.562$，$Y_{min}=1.311$（即 1.31%），Y 为 *RSD*（%），X_1 为样品重量，X_2 为粉碎粒度，X_3 为加入甘油量。X_1 项为负号，X_1 应取最大值；由于 X_2、X_3 没有进入方程，说明 X_2、X_3 对实验影响不大，可根据实际情况选择条件。

取优化条件为样品称样量 100mg，粉碎过 100 目筛，加入甘油 10ml。对优化结果的验证实验表明各份样品的变异系数均与优化条件给出的最小变异系数（1.73%）接近，说明由 SPSS 17.0 统计软件给出的优化条件是科学、准确的，结果见表 3-1-17。

表 3-1-17　金银花中非腺毛显微特征常数测定均匀设计验证实验

样品重量（mg）	非腺毛平均值（个）	RSD（%）
101.2	43.01	1.47
99.5	42.13	1.54
100.3	42.70	1.22

对照样品金银花中非腺毛显微特征常数值测定：精密称定金银花药材粉末，按照均匀优化条件配制，水合氯醛多次水飞，分别定容于 25ml 量瓶中，精密吸取 20μl 溶液，分别平行装片 50 张，观察非腺毛，计数，取平均值，按照下述公式计算非腺毛显微特征常数值，结果见表 3-1-18。

$$显微特征常数 P = \frac{X \cdot V}{V' \cdot W}$$

式中　W——药材重量（mg），按干燥品计；

　　　V——定量药材混悬液总体积（ml）；

　　　P——定量药材显微特征常数（个 /mg）；

　　　V'——盖玻片下药材混悬液体积（ml）；

　　　X——每片盖玻片下药材显微特征数（个）。

表 3-1-18　各样品非腺毛显微特征常数测定结果

试样编号	样品重量（mg）	非腺毛平均值（个）	非腺毛显微特征常数（个 /mg）	非腺毛显微特征常数均值（个/mg）
1	100.2	43.02	536.68	
2	100.1	42.78	534.22	535.24
3	99.8	42.70	534.82	

根据公式 $X \pm t_{\frac{\alpha}{2}, df} \times \frac{S}{\sqrt{n}}$，计算，每毫克金银花中非腺毛的显

微特征数为（535.24±1.19）（$P<0.05$），即每毫克金银花中非腺毛显微特征数在534.05~536.43的可能性为95%。

　　［栀子金花丸中金银花的含量测定］将成药小心粉碎至完全过100目筛，在烘箱80℃干燥5h。精密称定干燥后的栀子金花丸粉末600mg，按实验方法定容至25ml量瓶中，精密吸取0.02ml装片，平行装50张片，记录非腺毛显微特征数，按照下述公式计算金银花百分含量，结果见表3-1-19。

$$样品含量\% = \frac{X \cdot V}{V' \cdot W \cdot P} \times 100\%$$

式中　P——定量药材显微特征常数（个/mg）；

　　　　X——每片盖玻片下药材显微特征常数（个）；

　　　　V——定量药材混悬液总体积（ml）；

　　　　V'——盖玻片下药材混悬液体积（ml）；

　　　　W——药材重量（mg），按干燥品计。

表3-1-19　栀子金花丸中金银花的含量测定结果

批号	重量（mg）	非腺毛平均值（个）	金银花平均含量（%）	《中国药典》规定含量（%）
9083135	606.3	16.37	6.31	6.36

　　栀子金花丸中金银花的含量测定以金银花非腺毛为特征物计数，结果表明所选特征专属性强，该法简单可靠，对含有金银花的中成药质量控制有一定的推广使用价值。

疏风活络丸

Shufenghuoluo Wan

【处方】制马钱子375g，秦艽188g，麻黄625g，木瓜313g，虎杖313g，甘草188g，菝葜313g，防风188g，桂枝313g，桑寄生188g

【制法】以上十味，粉碎成细粉，过筛，混匀。每100g粉末加炼蜜135~145g制成大蜜丸，即得。

【性状】本品为棕褐色的大蜜丸；味微甜、苦。

【功能与主治】祛风散寒，除湿通络。用于风寒湿闭阻所致的痹病，症见关节疼痛、局部畏恶风寒、四肢麻木、腰背疼痛。

【用法与用量】口服。一次半丸，一日 2 次，或于睡前服1 丸。

【来源】《中国药典》

【显微鉴别】

（1）非腺毛单细胞，基部膨大似石细胞，壁极厚，多碎断，木化（马钱子）。

（2）气孔特异，保卫细胞侧面观似哑铃状；皮部纤维细长，直径 10~24μm，壁极厚，非木化或木化，初生壁上布满微小类方形晶，形成嵌晶纤维，胞腔线形（麻黄）。

（3）石细胞类方形或类圆形，直径 30~64μm，壁厚，有的一面菲薄（桂枝）。

（4）石细胞类圆形、类方形或形状不规则，直径 22~52μm，壁较厚或极厚，孔纹和孔沟明显，胞腔内有的含方晶（桑寄生）。

【显微定量】

马钱子选其花毛茸肋线为计数的特征物，刘训红等对疏风活络丸中的马钱子进行了显微定量的研究，具体如下。

精密称取样品（检测前测定含水量）适量，加入混悬剂（分间苯三酚浓盐酸甘油液），配制一定重量的混悬液；吸取适量混悬液装片；按 25 个视野分布图观察，计数。在高倍镜下（5×40）描绘马钱子毛肋的长度。按下列公式计算纯净药材每毫克特征微粒数及中成药中该药材的百分含量。

$$P = \frac{n' \cdot A' \cdot M'}{a \cdot m' \cdot W'}$$

$$含量（\%）= \frac{n \cdot A \cdot M \cdot 100}{a \cdot m \cdot W \cdot P}$$

式中　P——混合检品中某一纯净药材每毫克所具有的特征微粒常数值；

n——25 个视野中混合检品中某一药材的特征微粒总数（总长度 1）；

A——检测混合检品时盖玻片面积（mm²）；

a——检测混合检品时 25 个视野面积（mm²）；

M——检测混合检品时混悬液重量（mg）；

W——混合检品的重量（mg）；

m——检测混合检品时盖玻片下混悬液重量（mg）。

n'、A'、M'、m'、W' 为常数值测定时的表示符号。

[纯净药材每毫克特征微粒数的测定] 依法对马钱子每毫克特征长度进行了测定，结果经统计处理，马钱子每毫克毛肋长度（cm）为 277.62 ± 6.31。

[对照品中成药的含量测定] 依法对对照品中成药（按药典或有关药品标准要求自制）疏风活络丸中马钱子进行了含量测定，结果见表 3-1-20。

表 3-1-20　对照品中成药中马钱子的材含量测定

中成药	检测药材	处方投料量（%）	10 次检测含量均值（%）	变异系数（%）
疏风活络丸	马钱子	12.48	12.35	2.6

将实际投料量和检测含量分别进行 t 检验，两者无明显差异。

[商品中成药的含量测定] 依法对商品中成药进行了含量分析，结果见表 3-1-21。

表 3-1-21　商品中成药中马钱子的含量测定

中成药	批号	检测药材	6 次检测含量均值（%）	变异系数（%）
疏风活络丸	840205	马钱子	12.41	2.7

经统计处理，检测结果与药品标准配方含量基本相符。

P 值对比定量法：利用参比物定量法或直接定量法测定中成药检品中某药材纯品每毫克特征微粒数目、长度或面积常数值的置信区间，作为每毫克中成药检品中该药材特征微粒数按原规定配方比例折合的纯药材特征微粒数的正常值范围，来控制中成药的质量。依所述操作方法，对上述商品中成药进行了检测，结果见表3-1-22。

表3-1-22　中成药显微定量检测结果

中成药	检测药材	规定配方比例（%）	P值正常范围	成药批号	成药每毫克特征长度	折合纯药材每毫克特征长度
疏风活络丸	马钱子	12.48	269.31~284.09	840203	34.76	278.53
				840205	34.45	276.04
				841202	34.54	276.76

结果表明，检测的特征微粒数值均落在各自的正常值范围内，有95%的把握判断检品成药中检测药材含量基本符合要求。

上述三种定量方法检测结果较准确，重现性亦好，可用于中成药显微定量分析，为中成药检验进行质量控制提供了新的检测手段。

回生第一丹丸
Huisheng Diyi Dan Wan

【处方】土鳖虫216g，当归尾432g，乳香（醋炙）86.4g，血竭86.4g，自然铜（煅醋淬）129.6g，人工麝香43.2g，朱砂86.4g

【制法】以上七味，朱砂水飞或粉碎成极细粉，人工麝香研成细粉；其余土鳖虫等五味粉碎成细粉，与上述朱砂、人工麝香粉末配研，过滤，混匀，用水泛丸，低温干燥，制成1000g，即得。

【性状】本品为棕褐色的小水丸；气辛香，味微苦。

【功能与主治】活血散瘀，消肿止痛。用于跌打损伤，闪腰岔气，伤筋动骨，皮肤青肿，血瘀疼痛。

【用法与用量】用温黄酒或温开水送服。一次1g，一日

2~3 次。

【来源】国家药品标准 YBZ24182005-2009Z

【显微鉴别】

（1）薄壁细胞纺锤形，壁略厚，有极微细的斜向交错纹理。（当归）。

（3）体壁碎片黄色或棕红色，有圆形毛窝，直径 8~24μm，有的具长短不一的刚毛（土鳖虫）。

（3）不规则细小颗粒暗红棕色，有光泽，边缘暗黑色（朱砂）。

（4）无定形团块淡黄棕色，埋有细小方形结晶（自然铜）。

【显微定量】

以麝香特有的含有晶体的不定形团块为特征计数物，周凯等对中成药回生第一丹丸中麝香的含量进行了显微定量研究，特征物检测所得结果与原配方含量相符，实验方法及结果如下。

［纯净麝香每毫克显微特征数的测定］取麝香 2g，置以五氧化二磷为干燥剂的干燥器中，真空干燥至恒重，粉碎过 100 目筛，精密称取 0.005g、0.01g、0.015g、0.02g、0.025g、0.03g，用水合氯醛液充分研磨，转移至 10ml 容量瓶中，加水合氯醛液至刻度，充分混匀。

分别用刻度吸管精密吸取上述混悬液 0.03ml、0.04ml、0.05ml，装片观察计数。每份重复装 6 片，每片观察 16 个视野。取平均值，计算出每毫克显微特征数。结果为每毫克纯净麝香显微特征数目为 8116~8346。

由实验可知，每毫克纯净麝香的显微特征数为一常数，算出为 8215±33，故有 95% 把握认为麝香每毫克显微特征数在 8248~8182 范围之内。

［模拟处方及样品中麝香的含量测定］按回生第一丹的标准规定处方，取纯净麝香，准确配制成对照品，然后精密称取该对照品及样品 0.03g、0.035g、0.04g、0.045g、0.05g、0.055g，用

前法配制成 10ml 混悬液，各精密量取 0.04ml 装片，检测方法同前。结果见表 3-1-23。

表 3-1-23 成药中麝香百分含量

样品	批号	检出量（%）
回生第一丹	880314	3.59~3.91
	880315	3.60~3.80
	880316	3.54~3.90
	模拟处方	3.95~4

由以上结果可知，利用本法对中成药中的麝香以及麝香原药材进行定量是可行的。容量分析配合显微定量，大大提高了结果的精确度。麝香的显微特征区别于其他任何药材的显微特征，专属性强，检测结果满意。

羚翘解毒丸
Lingqiao Jiedu Wan

【处方】羚羊角 3.75g，金银花 180g，连翘 180g，薄荷 120g，荆芥穗 90g，淡豆豉 5g，牛蒡子（炒）120g，桔梗 120g，淡竹叶 90g，甘草 75g

【制法】以上十味，除羚羊角粉碎成细粉外；其余金银花等九味粉碎成细粉，与上述粉末配研，过筛，混匀。每 100g 粉末加炼蜜 120~150g，制成大蜜丸，即得。

【性状】本品为黑褐色的大蜜丸；气微，味苦、微甜。

【功能与主治】疏风清热，解毒。用于风热感冒，恶寒发热，头晕目眩，咳嗽，咽痛，两腮赤肿等症。

【用法与用量】口服，一次 1 丸，一日 2~3 次。

【来源】《中国药典》

【显微鉴别】

（1）不规则碎块，稍有光泽，均匀分布裂缝状或长圆形的孔隙（羚羊角）。

（2）纤维束周围薄壁细胞含草酸钙方晶，形成晶纤维（甘草）。

（3）表皮细胞狭长，垂周壁深波状弯曲，有气孔。保卫细胞哑铃状（淡竹叶）。

（4）内果皮石细胞略扁平，相嵌紧密，侧面观呈类长方形，稍弯曲，中果皮网纹细胞具细密交错的网纹纹理（牛蒡子）。

（5）种皮栅栏细胞一列，黄色，底面观壁稍厚，胞腔大，内含红棕色物，其支柱细胞呈骨状或哑铃形（淡豆豉）。

（6）联结乳管直径 14~25μm，含淡黄色颗粒状物（桔梗）。

（7）花粉粒黄色，类球形，直径 54~68μm，有三孔沟，表面具细密短刺及圆粒雕纹（金银花）。

【显微定量】

鞠爱华等以羚羊角特有的碎断片为显微特征物，应用显微定量法测定羚翘解毒丸中羚羊角的含量，结果满意，方法可靠，具体如下。

［羚羊角每毫克显微特征数测定］取羚羊角 2g，粉碎过 100目筛。干燥恒重后精密称取 0.005g、0.01g、0.015g、0.002g、0.025g、0.03g、0.035g，分别与水合氯醛试液多次共研至呈混悬液，并入 5ml 容量瓶内，添至刻度。

对上述每份溶液用微量刻度吸管精密量取 0.03ml、0.04ml、0.05ml，进行装片观察计数。每份重复装 6 片，每片观察 16 个视野，取其平均值。以羚羊角中不规则碎片为显微特征计数物，其碎片多呈无色，或淡黄色，微透明，稍有光泽，表面布有多数近平行排列的长圆形或新月形的纵向裂隙。以碎片长度在 40μm以上者为计数范围，结果见表 3-1-24。

表 3-1-24　羚翘解毒丸显微特征测定结果

显微特征数均值	14	20	24	35	46	48	64	84	105	77	100	125	87	115	149	103	138	173
每毫克显微个数	476	485	470	486	479	473	471	473	483	475	475	472	464	461	477	474	477	478

根据公式 $\bar{X} \pm t_{1-\frac{\alpha}{2}} \times \dfrac{S}{\sqrt{n}}$ 计算出羚羊角每毫克显微特征数为 475 ± 3（$P < 0.05$），即羚羊角每毫克显微特征数落在478~472之间的可能性为95%。

[羚羊角混合粉末显微特征数及百分含量测定]将预测中成药按处方配制缺少羚羊角粉的其他药材的混合粉末，粉碎过100目筛。干燥至恒重后与羚羊角粉按不同比例配制，充分混匀。各精密称取0.2g，按上法配制成不同比例的系列溶液，各取0.05ml装片。检测方法同前，检测及计算结果见表3-1-25。

表3-1-25 自制羚翘解毒丸显微定量测定结果

配制含量（%）	1.019	1.980	3.018	4.029	5.045	6.022
显微特征均数	16	30	46	62	77	91
每毫克显微个数	5	9	14	19	24	29
检测含量（%）	1.018	1.982	3.016	4.032	5.050	6.021

将表3-1-25中配制含量与检测含量进行 t 检验，两者无明显差异（$P < 0.01$）。将羚羊角检测含量为横坐标，每毫克显微特征数为纵坐标作图。结果经回归分析，证明含量与每毫克特征数呈显著的线性相关性，其回归方程为：$y = 4.75x - 0.0037$，$r = 0.9999$。

[中成药中羚羊角的含量测定]分别精密称取不同厂家生产及自配的羚翘解毒丸，配制及检测方法同前，结果见表3-1-26。

表3-1-26 中成药中羚羊角显微定量测定结果

检品	生产单位	检测含量（%）	配制含量（%）
羚翘解毒丸	中药厂 1	0.3121~0.3134	0.317
	中药厂 2	0.3102~0.3190	
	按标准自配	0.3132~0.3131	

实验证明，以羚羊角特有的碎片为显微特征计数物，特征明显，专属性强，不受成药中其他植物类生药的各种细胞及内含物等的影响和干扰，结果准确可靠。

羚羊清肺丸

Lingyang Qingfei Wan

【处方】浙贝母 40g，蜜桑白皮 25g，前胡 25g，麦冬 25g，天冬 25g，天花粉 50g，地黄 50g，玄参 50g，石斛 100g，桔梗 50g，蜜枇杷叶 50g，炒苦杏仁 25g，金果榄 25g，金银花 50g，大青叶 25g，栀子 50g，黄芩 25g，板蓝根 25g，牡丹皮 25g，薄荷 25g，甘草 15g，熟大黄 25g，陈皮 30g，羚羊角粉 6g

【制法】以上二十四味，除羚羊角粉外，其余浙贝母等二十三味，粉碎成细粉，过筛。将羚羊角粉与浙贝母等细粉配研，过筛，混匀。每 100g 粉末加炼蜜 140~160g 制成小蜜丸或大蜜丸，即得。

【性状】本品为黑色的小蜜丸或大蜜丸；味微苦。

【功能与主治】清肺利咽，清瘟止嗽。用于肺胃热盛，感受时邪，身热头晕，四肢酸懒，咳嗽痰盛，咽喉肿痛，鼻衄咳血，口干舌燥。

【用法与用量】口服。小蜜丸一次 6g（30 丸），大蜜丸一次 1 丸，一日 3 次。

【来源】《中国药典》

【显微鉴别】

（1）草酸钙簇晶大，直径 60~140μm（熟大黄）。

（2）花粉粒类圆形，直径约 76μm，外壁有刺状雕纹，具 3 个萌发孔（金银花）。

（3）韧皮纤维淡黄色，梭形，壁厚，孔沟细（黄芩）。

（4）石细胞黄棕色或无色，类长方形、类圆形或形状不规则，直径约 94μm，胞腔较大（玄参）。

（5）纤维表面类圆形细胞中含细小圆形硅质块，排列成行（石斛）。

（6）种皮石细胞黄色或棕黄色，多破碎，完整者长多角形、长方形或形状不规则，壁厚，有大的圆形纹孔，胞腔棕红色（栀子）。

【显微定量】

羚羊角是名贵中药,可以被测物自身为标准代替参比物。姜清华等采用容量分析法配合显微定量法测定羚羊角的含量,该法测定羚羊角的含量简单、可靠,可为检测中成药中羚羊角的含量提供参考。

[对照药材羚羊角每毫克显微特征数的测定]取羚羊角粉 2g（W）粉碎过 100 目筛。于 105℃ 干燥至恒重。精密称量 0.05g、0.10g、0.15g、0.20g、0.25g、0.30g 分别用水合氯醛试剂多次水飞并移入 25 ml（V）容量瓶中,添加水合氯醛至刻度。对上述每份溶液用微量移液器精密量取 0.03ml（V'）进行装片观察计数（制片时使混悬液布满整个玻片不溢出无气泡为度）;每份重复装5 片,每片观察 16 个视野取其平均值。以羚羊角中不规则块片为显微特征计数物,其块片呈无色或淡黄色微透明稍有光泽表面布有无方向性的长圆形或新月形的纵向裂隙,此特征有代表性,可以和其他动物角相区别,以碎片长度在 40μm 以上者为计数范围。观察计数结果见表 3-1-27。

$$每毫克羚羊角显微特征个数 = \frac{X \cdot V}{V' \cdot W}$$

式中　X——每个盖玻片下的特征数;

　　　V——药材混悬液总体积（ml）;

　　　V'——盖玻片下药材混悬液体积（ml）;

　　　W——药材称取量（mg）。

表 3-1-27　对照药材羚羊角显微特征测定结果

显微特征数均值	15	12	12	10	13	22	22	20	21	21	31	29	31	29	31
显微个数（个/mg）	232	186	186	155	201	180	180	163	171	171	177	166	177	166	177
显微特征数均值	40	42	41	41	42	53	54	53	54	54	63	64	64	65	64
显微个数（个/mg）	160	169	165	165	169	180	183	180	183	183	170	173	173	175	173

据公式 $\bar{X} \pm t_{1-\frac{\alpha}{2}} \times \dfrac{S}{\sqrt{n}}$ 计算：羚羊角每毫克显微特征数为 176 ± 5（$P < 0.05$），即羚羊角每毫克显微特征数落在 171~181 之间的可能性为 95%。

［羚羊清肺丸中羚羊角的含量测定］精密称取羚羊清肺丸 0.05g、0.10g、0.15g、0.20g、0.25g、0.30g 同羚羊角每毫克显微特征数的测定法配制成 25ml 溶液，同上法装片取平均值，按下式计算其百分含量。

$$含量（\%）= \frac{X \cdot V \cdot 100}{V' \cdot W \cdot N}$$

式中，N 为纯净药材每毫克显微特征个数，其余同前。测定结果见表 3-1-28。

表 3-1-28 羚羊清肺丸羚羊角含量测定结果

检品	羚羊角平均检测含量（%）	《中国药典》规定含量（%）
羚羊清肺丸	0.3598~0.3806	0.2744~0.2973

检测结果表明该检品中羚羊角的含量符合药典规定要求。本实验方法可供药检部门参考。

牛黄解毒丸

Niuhuang Jiedu Wan

【处方】人工牛黄 5g，雄黄 50g，石膏 200g，大黄 200g，黄芩 150g，桔梗 100g，冰片 25g，甘草 50g

【制法】以上八味，除人工牛黄、冰片外，雄黄水飞成极细粉；其余石膏等五味粉碎成细粉；将冰片、人工牛黄研细，与上述粉末配研，过筛，混匀。每 100g 粉末加炼蜜 26~36g 与适量的水，泛丸，制成水蜜丸，低温干燥；或每 100g 粉末加炼蜜 100~110g 制成大蜜丸，即得。

【性状】本品为棕黄色的大蜜丸或水蜜丸；有冰片香气，味微甜而后苦、辛。

【功能与主治】清热解毒。用于火热内盛，咽喉肿痛，牙龈肿痛，口舌生疮，目赤肿痛。

【用法与用量】口服。水蜜丸一次 2g，大蜜丸一次 1 丸，一日 2~3 次。

【来源】《中国药典》

【显微鉴别】

（1）鲜黄色或棕黄色色素与淀粉粒黏结成团，淀粉粒类圆形、椭圆形或卵圆形，直径 7~17μm（人工牛黄）。

（2）不规则碎块黄色或棕黄色，有金刚样光泽，半透明，边缘暗黑（雄黄）。

（3）不规则或长方形块片无色，边缘平直，棱角明显，半透明，表面有平行纵直纹理（石膏）。

（4）升华物呈无色不规则形结晶，常相互连结，间有大小不等的间隙，加香草醛浓硫酸试液显紫红色（冰片）。

（5）网纹、具缘纹孔或网状具缘纹孔导管碎片无色或淡黄色，直径可至 136μm，壁非木化。草酸钙簇晶大小不一，直径 45~85μm 或更大，棱角大多短钝，有的较宽大或长而稍尖（大黄）。

（6）韧皮纤维多单个散在，梭形，末端钝圆或斜尖，直径 15~43μm，长 102~230μm，壁极厚或较厚，孔沟明显（黄芩）。

（7）有节联结乳汁管直径 7~26μm，含有无色的颗粒状物及淡黄色油滴状物（桔梗）。

（8）纤维多成束，直径 8~17μm，壁极厚，其周围细胞含草酸钙方晶形成晶纤维，含晶细胞壁不均匀增厚，非木化或微木化。具缘纹孔导管直径约至 120μm，具缘纹孔互列或对列式（甘草）。

【显微定量】

李卫民等以草酸钙簇晶、石细胞和纤维石细胞为显微特征物对牛黄解毒丸中大黄和黄芩开展了显微定量研究。

[大黄、黄芩每毫克显微特征数的测定]取大黄50g，粉碎过100目筛，于105℃干燥至恒重。精密称取0.05g、0.10g、0.15g……0.30g，分别用水合氯醛试剂多次水飞，并移入25ml容量瓶内，添至刻度。同法制得黄芩的系列标准溶液。

对上述每份溶液各精密量取0.01ml、0.02ml、0.03ml，进行装片观察计数，重复装5个片，取平均值。大黄以簇晶为显微特征计数；黄芩以石细胞和纤维石细胞为显微特征计数，公式如下。观察计数结果见表3-1-29、表3-1-30。

$$每毫克特征个数 = \frac{X \cdot V}{V' \cdot W}$$

式中 X——每个盖玻片下的特征个数；

V——药材混悬液总体积（ml）；

V'——盖玻片下药材混悬液体积（ml）；

W——药材称取量（mg）。

表3-1-29 大黄粉末每毫克显微特征数的测定

每片的显微特征均数	11	21	29	23	43	64	32	67	93	46	80	120	57	105	147	70	148	203
每毫克显微个数	581	555	511	559	523	519	533	558	517	605	525	526	586	540	503	549	580	531

表3-1-30 黄芩粉末每毫克显微特征数的测定

每片的显微特征均数	20	39	55	80	49	96	137	54	122	169	74	155	213	88	178	257
每毫克显微个数	798	778	732	748	777	761	724	701	791	731	742	777	712	723	731	704

根据公式 $\bar{X} \pm t_{1-\frac{\alpha}{2}} \times \frac{S}{\sqrt{n}}$ 计算：大黄每毫克显微特征数为 545 ± 14（$P < 0.05$），黄芩每毫克显微特征数为 746 ± 17（$P < 0.05$）。所以有95%的把握认为大黄粉末每毫克显微特征

数在 531~559 之间，黄芩每毫克显微特征数在 729~763 之间。

[大黄、黄芩混合粉末显微特征数及百分含量的测定] 将恒重、过 100 目筛的大黄和黄芩粉末分别按不同比例配制混匀后，各精密称取 0.3g，按上法配制成不同比例的系列溶液。各取 0.02 ml 装片，对其中的大黄、黄芩分别观察计数，重复装片 6 次，取平均值。公式如下，检测结果见表 3-1-31、表 3-1-32。

$$含量（\%）= \frac{X \cdot V}{V' \cdot W \cdot N} \times 100\%$$

式中，N 为纯净药材每毫克显微特征个数，其余同前。

表 3-1-31　混合粉末中大黄百分含量及显微特征数的测定

配制含量（%）	10.62	20.69	31.34	40.39	50.93	60.08	72.19	79.51	88.66
每片的显微特征总数	14	27	43	56	72	77	99	109	127
每毫克显微个数	59	113	174	217	275	330	393	433	484
检测含量（%）	10.80	20.64	31.84	39.86	50.52	60.48	72.11	79.49	88.86

表 3-1-32　混合粉末中黄芩百分含量及显微特征数的测定

配制含量（%）	11.34	20.49	27.81	39.91	49.07	59.61	68.66	79.31	89.38
每片的显微特征总数	23	38	52	70	98	115	127	142	158
每毫克显微个数	88	151	206	300	374	446	513	592	664
检测含量（%）	11.75	20.24	27.67	40.17	50.23	59.80	68.71	79.32	89.01

对大黄、黄芩的配制含量与检测含量进行 t 检验：根据公式 $t = \dfrac{\bar{d}}{S_\alpha / \sqrt{n}}$ 得大黄的 $t=0.184$，当 $\alpha=0.01$，$df=8$ 时，查表 $t_{1-\frac{0.01}{2}} = 3.355$，$t < t_{1-\frac{0.01}{2}}$，两组数据无显著差别（$P < 0.01$）。

同样，黄芩 $t=0.962$，$t < t_{1-\frac{0.01}{2}}$，两组数据无明显差别（$P < 0.01$）。

经 t 检验证实大黄、黄芩的检测含量与配制含量之间无显著差别（$P < 0.01$）。

对大黄、黄芩的显微特征数与百分含量进行相关分析，经计算，得大黄 $r=0.999998\approx1$；$f=7$，查表 $r_{1-0.01}=0.7977$，$|r| > r_{1-0.01}$，可以认为相关性极显著（$\alpha=0.01$）。同法算得黄芩 $|r| > r_{1-0.01}$，相关性极显著（$\alpha=0.01$）。

上述表明大黄、黄芩的显微特征数与百分含量之间存在着正相关关系（$\alpha=0.01$）。

大黄的回归方程为：$y=5.44x+0.553$。对回归方程进行显著性测验，结果见表 3-1-33。

表 3-1-33　大黄显著性测验结果

方差来源	自由度	离差平方和	方差	F 值	显著性
回归	1	171962.81	171962.81	12645.17	$F > F_{1-0.01}$ =12.2 极显著
剩余	7	95.19	12.60		

同法算得黄芩的回归方程为：$y=7.46x+0.201$，对回归方程进行显著性测验，结果见表 3-1-34。

表 3-1-34　黄芩显著性测验结果

方差来源	自由度	离差平方和	方差	F 值	显著性
回归	1	321172.02	321172.02	32966.32	$F > F_{1-0.01}$ =12.2 极显著
剩余	7	68.20	9.74		

［中成药含量测定］分取不同厂家的牛黄解毒丸，各精密称取 6 份，同上法配制成 25ml 溶液。各精密量取 0.02ml 装片，观察计数。重复装 6 个片，取平均值，检测结果见表 3-1-35。

表 3-1-35　牛黄解毒丸显微定量结果

厂家	大黄		黄芩	
	检测含量（%）	《中国药典》规定含量*（%）	检测含量（%）	《中国药典》规定含量*（%）
中药厂 1	10.33~10.87	12.21~12.82	8.21~8.60	9.15~9.62
中药厂 2	11.37~11.96	12.21~12.82	8.91~9.32	9.15~9.62

*每 100g 粉末加炼蜜 100~110g 制成大蜜丸

本实验采用的显微定量法可用于混合粉末及中成药的含量测定。但该方法对于有共同显微特征的药材还应慎重考虑，如黄柏、黄芩、黄连都有石细胞，会相互干扰。同时某些药材的显微特征数受生长年限及环境的影响，也应考虑，如大黄中的簇晶。

香连丸

Xianglian Wan

【处方】萸黄连 800g，木香 200g

【制法】以上二味，粉碎成细粉，过筛，混匀，每 100g 粉末用米醋 8g 加适量的水泛丸，干燥，即得。

【性状】本品为淡黄色至黄褐色的水丸；气微，味苦。

【功能与主治】清热化湿，行气止痛。用于大肠湿热所致的痢疾，症见大便脓血、里急后重、发热腹痛；肠炎、细菌性痢疾见上述证候者。

【用法与用量】口服。一次 3~6g，一日 2~3 次；小儿酌减。

【来源】《中国药典》

【显微鉴别】

（1）石细胞鲜黄色，单个散在或数个相集，类圆形、类方形或多角形，直径 28~91μm，长至 131μm，壁厚 7~27μm，层纹细密，孔沟纤细，有的呈分枝状（萸黄连）。

（2）韧皮纤维鲜黄色，散在或成束，纺锤形或梭形，直径 13~35μm，长至 203μm，壁甚厚，孔沟明显（萸黄连）。

（3）菊糖团块无色，不规则形或扇形，有的表面具放射状纹理。网纹导管直径 24~64μm，壁厚 3~7μm，网纹孔细缝状而密（木香）。

【显微定量】

（1）黄连选其石细胞作为计数的特征物，李卫民等对香连丸中的黄连含量进行了研究，提出了黄连的显微定量方法，具体如下。

[黄连、木香混合粉末显微特征数及百分含量的测定] 将自然干燥的黄连、木香分别粉碎过 120 目筛，按不同比例混合两种粉末（100%~10%），各精密称取 0.3000g，分别用水合氯醛试剂多次水飞，并入 20ml 容量瓶内，加水合氯醛至刻度，制得不同比例的系列对照溶液。

对上述每份溶液各精取密量 0.03ml，装片，进行观察计数，每份重复装 8 个片（纯黄连的重复装 10 个片），取平均值。以黄连的石细胞作为显微特征计数。并按公式计算，检测结果见表 3-1-36。

表 3-1-36　纯黄连粉末每毫克显微特征数的测定

每片的显微特征均数	每毫克显微特征数
123	273.24
127	282.13
130	288.79
124	275.46
120	266.58
124	275.46
121	268.80
120	266.58
120	266.58
127	282.13

根据公式 $\overline{X} \pm t_{1-\frac{\alpha}{2}} \times \dfrac{S}{\sqrt{n}}$ 可知：黄连每毫克显微特征数为 274.58 ± 5.57。因此每毫克黄连粉末显微特征数在 269~280 这一范围内。

对系列对照溶液中的显微特征数进行测定及计算百分含量，所得数据见表 3-1-37。

表 3-1-37　混合粉末中黄连显微特征数的测定

配制含量（%）	每片的显微特征均数	每毫克显微特征数
100	123.60	274.58
89.87	109.88	244.98
79.32	98.88	218.12
69.94	87.63	191.47
59.55	74.13	163.85
50.28	63.00	138.39
39.70	49.13	110.20
30.42	37.63	84.31
20.11	24.63	54.29
10.46	122.88	27.72

对系列对照溶液中黄连得每毫克显微特征数与百分含量进行相关分析，经计算得 $r=0.9999$，$f=7$，$\alpha=0.01$，查表得 $r_{1-\alpha}=0.7977$。$|r| > r_{1-\alpha}$，所以相关性极显著（$\alpha=0.01$）。

$$显微特征数/mg = \frac{X \cdot V}{V' \cdot W} \quad (1)$$

$$含量（\%）= \frac{X \cdot V \cdot 100}{V' \cdot W \cdot N} \quad (2)$$

式中　X——每片的显微特征均数；

　　　V——药材混悬液总体积（ml）；

　　　V'——盖玻片下药材混悬液体积（ml）；

　　　W——混合粉末的实际重量（mg）；

　　　N——100% 纯净黄连的每毫克显微特征数。

经相关分析，混合粉末中黄连的每毫克显微特征数与百分含量之间存在着非常显著的正相关关系（$\alpha=0.01$）。

以黄连的百分含量为横坐标，每毫克显微特征数为纵坐标作图，计算得黄连得回归方程为 $y=0.109+2.741x$。若测得检品每毫克的显微特征数，即可从方程上求得香连丸中黄连的百分含量。

［中成药的含量测定］取中成药香连丸，经粉碎过 120 目筛，混匀干燥，精称 3 份，同上法配制成 20ml 的溶液。各精取

0.03ml，装片，观察计数。重复装 8 个片，取平均值。检测结果同上计算，结果见表 3-1-38。

表 3-1-38　香连丸中黄连的显微定量测定

	某药厂	药典标准（自制）
检测含量（%）	72.16 ± 2.17	79.75 ± 3.77
理论值（%）	80	79.99

由实验可知，利用显微定量法对中成药中黄连进行定量分析是可行的。

（2）梁益敏等选取黄连中有代表性的特征物石细胞对香连丸进行显微定量研究。

[黄连每毫克显微特征数的测定]取黄连 50g 粉碎，过 180 目筛，于 105℃干燥至恒重。精密称取 0.20g、0.30g、0.40g、0.50g、0.60g，分别用水合氯醛试剂水飞，定容于 50ml 容量瓶中，摇匀，得一系列不同浓度的混悬液。用微量刻度吸管吸取上述混悬液，各精密量取 0.01ml、0.02ml、0.03ml，进行装片观察计数。重复 5 次，取平均值。装片时，力求取样均匀准确，混悬液在盖玻片下为均匀分布，无气泡，不外溢。检测时用游标卡尺测量出盖玻片面积，用显微量尺测算出视野面积。观察时选取 10 个有代表性的部位，即沿盖玻片的一边起，每隔 9% 的宽度，观察 1% 的宽度，记录特征数，按下式计算显微特征石细胞数。观察计数结果见表 3-1-39。

$$显微特征数（个/mg）= \frac{X \cdot V \cdot S}{V' \cdot W \cdot S'}$$

式中　X——每个盖玻片下观察视野中的显微特征石细胞数；

V——药材混悬液总体积（ml）；

S——盖玻片下混悬液总面积（mm^2）；

W——药材取重量（mg）；

V'——盖玻片下混悬液体积（ml）；

S'——所观察视野面积（mm^2）。

表 3-1-39　黄连粉末每毫克显微特征石细胞数的测定

石细胞数（个 / 片视野）	石细胞数（个 /mg）	石细胞数（个 / 片视野）	石细胞数（个 /mg）
4	876	24	922
9	962	10	908
12	852	21	952
6	880	29	873
13	959	12	977
18	884	24	977
8	921	34	921
15	863		

根据公式 $\bar{X} \pm t_{1-\frac{\alpha}{2}} \times \frac{S}{\sqrt{n}}$ 计算，黄连每毫克显微特征数为 915 ± 25（$P < 0.05$）。所以有 95% 把握认为黄连粉末每毫克显微特征数在 890~940 之间。

[混合检品中黄连的含量测定] 为了证实显微定量法的效果和测定常数可靠性，配制了不同含量的黄连混合粉末，用上述方法进行检测。将已恒重过 180 目筛的黄连粉末与木香粉末按不同比例配制混匀后，各精密称取 0.6g，按上法配制成不同比例的系列混悬液，各取 0.02ml 装片，对黄连观察计数，重复装片 5 次，取平均值，按下式计算含量。

$$含量（\%）= \frac{X \cdot V \cdot S \cdot 100}{V' \cdot W \cdot S' \cdot N}$$

式中，N 为纯净药材每毫克显微特征石细胞数，其余同前。检测结果见表 3-1-40。

表 3-1-40　混合粉末中黄连百分含及显微特征石细胞数的测定

配制含量（%）	石细胞		检测含量（%）
	（个 / 片视野）	（个 / mg）	
11.88	3	114	12.47
20.00	5	187	20.48

续表

配制含量（%）	石细胞		检测含量（%）
	（个／片视野）	（个／mg）	
30.28	7	278	30.42
39.28	9	343	39.72
49.96	11	463	49.79
59.75	13	548	59.97
70.22	16	643	70.37
79.94	18	731	80.02
90.07	20	824	90.15

对黄连配制含量与检测含量进行 t 检验，得 $t=2.946$，当 $\alpha=0.01$，$f=8$ 时，查表知两组数据无显著性差别（$P < 0.01$）。

黄连显微特征石细胞数与百分含量的相关分析：经计算得黄连 $r=0.9996 \approx 1$，$f=7$，查表得知相关性极显著（$\alpha=0.01$）。

检品中黄连含量关于每毫克检品显微特征石细胞数的回归方程为 $y=0.1089x+0.3916$，对回归方程进行显著性测验，结果见表3-1-41。

表3-1-41 方差分析

方差来源	自由度	离差平方和	方差	F 值	显著性
回归	1	5790.0518	5790.0518	8693.7714	$F > F_{1-0.01}=12.2$
剩余	7	4.6622	0.666		极显著（$\alpha=0.01$）

由以上分析得知：如果测得检品每毫克的显微特征数，就可以从方程求得药材的百分含量。

［香连丸中黄连含量测定］分取不同批号的香连丸，各精密称取5份，用上法配制成50ml溶液，各精取0.02ml装片，观察计数，重复装5片，取平均值，检测结果见表3-1-42。

表 3-1-42　显微定量法测定香连丸中黄连的含量

样品批号	检测含量（%）	药典处方含量（%）
9412123	79.00~80.95	
9503010	79.66~81.03	80.00
9506021	97.23~81.12	

结果表明，所检香连丸中黄连的含量与药典处方含量相符。

知柏地黄丸

Zhibai Dihuang Wan

【处方】知母 40g，黄柏 40g，熟地黄 160g，山茱萸（制）80g，牡丹皮 60g，山药 80g，茯苓 60g，泽泻 60g

【制法】以上八味，粉碎成细粉，过筛，混匀。每 100g 粉末用炼蜜 35~50g 加适量的水泛丸，干燥，制成水蜜丸；或加炼蜜 80~110g 制成小蜜丸或大蜜丸，即得。

【性状】本品为棕黑色的水蜜丸、黑褐色的小蜜丸或大蜜丸；味甜而带酸苦。

【功能与主治】滋阴降火。用于阴虚火旺，潮热盗汗，口干咽痛，耳鸣遗精，小便短赤。

【用法与用量】口服。水蜜丸一次 6g，小蜜丸一次 9g，大蜜丸一次 1 丸，一日 2 次。

【来源】《中国药典》

【显微鉴别】

（1）草酸钙针晶一般较细，直径约 3μm，长约至 75μm，成束存在于无色薄壁细胞中；含晶细胞类圆形、椭圆形或梭形（知母）。

（2）纤维鲜黄色，成束，纤维束周围细胞含草酸钙方晶，形成晶纤维，方晶密集；含晶细胞壁多不均匀增厚，木化（黄柏）。

（3）薄壁细胞多皱缩，含深棕色长圆形或类圆形核状物。直径 6~10μm（熟地黄）。

（4）果皮表皮细胞淡黄棕色，断面观类方形，角质层厚 2~5（~10）μm，呈脊状伸入至径向壁，其下中果皮细胞多皱缩，含深棕色物；表面观类多角形，垂周壁略呈连珠状增厚，外平周壁表面有颗粒状角质增厚，细胞核可见（山茱萸）。

（5）草酸钙簇晶直径 19~33μm，含晶细胞小，纵向连接，簇晶排列成行（牡丹皮）。

（6）草酸钙针晶长大，直径至 5μm，长 120~240μm，成束存在于黏液细胞中，含晶细胞，形大，矩圆形，针晶束易从破碎的黏液细胞中脱出（山药）。

（7）菌丝无色或黄棕色，细长，直径 3~8μm，有分枝。多糖团块呈无色不规则形颗粒状或末端钝圆的分枝状，遇水合氯醛试液迅即溶化（茯苓）。

（8）薄壁细胞形大，类圆形，可见多数椭圆形纹孔，集成纹孔域；侧面观部分壁呈连珠状增厚（泽泻）。

【显微定量】

杨来秀等以黄柏特有的鲜黄色石细胞及纤维作为其显微特征物，测得了知柏地黄丸中黄柏的含量。结果满意，方法可靠，具体如下。

［黄柏每毫克含纤维与石细胞总数的测定］精密吸取 0.04ml、0.05ml、0.06ml 混悬液，每片观察 25 个视野，以纤维与石细胞之和为显微特征计数物，测得后按公式（1）计算。

$$特征物个数（个/mg）= \frac{X \cdot V}{V' \cdot W} \tag{1}$$

式中　X——25 个视野特征物之和（6 片的平均值）；

　　　V——混悬液总体积（ml）；

　　　V'——盖玻片下混悬液体积（ml）；

　　　W——药材称取量（mg）。

［混合粉末中黄柏的纤维与石细胞总数及百分含量的测定］混合液取 0.05ml 装片。按公式（2）计算混合粉末中黄柏的百分

含量。

$$黄柏含量（\%）=\frac{X\cdot V\cdot 100}{V'W\cdot N} \tag{2}$$

[中成药中黄柏的含量测定] 取市售知柏地黄丸，精密称取 0.25g、0.30g、0.35g、0.40g、0.45g、0.50g，配制及检测同前。黄柏每毫克含纤维与石细胞总数的测定见表3-1-43。

根据公式$\overline{X}\pm t_{1-\frac{\alpha}{2}}\times\frac{S}{\sqrt{n}}$进行统计学处理，计算出每毫克黄柏所含纤维与石细胞总数为39.05±0.72（$P<0.05$）。

表3-1-43　黄柏每毫克含纤维与石细胞总数的测定

样品重量（mg）	样品体积（ml）	石细胞与纤维的平均数量	每毫克纤维和石细胞个数
0.04778	0.04	15.34	40.13
	0.05	19.50	40.81
	0.06	23.33	40.69
0.10060	0.04	31.83	39.55
	0.05	39.67	39.43
	0.06	47.83	39.62
0.14951	0.04	46.83	39.16
	0.05	57.50	38.46
	0.06	71.33	39.76
0.20036	0.04	64.50	40.24
	0.05	78.67	39.26
	0.06	92.83	38.61
0.25026	0.04	79.83	39.87
	0.05	99.17	39.63
	0.06	120.00	39.96
0.29912	0.04	91.17	38.10
	0.05	108.50	36.28
	0.06	130.67	36.40

混合粉末中黄柏的百分含量测定见表3-1-44。

表 3-1-44　混合粉末中黄柏的含量测定

配制含量（％）	纤维和石细胞的平均数量	每毫克纤维和石细胞个数	检测含量（％）
20.01	16.50	7.93	20.31
30.03	23.50	11.86	30.37
39.88	29.84	15.48	39.64
49.95	40.17	19.67	50.37
60.05	45.67	23.29	59.64
69.89	53.50	27.22	69.71

将配制含量与检测含量进行 t 检验，两者无明显差异（ $P > 0.05$ ）。将黄柏的检测含量与每毫克特征数进行相关分析，表明含量与每毫克特征数呈显著的线性正相关（ $r=1.0$, $\alpha=0.01$ ），回归方程为： $y=39.05x-1.03 \times 10^{-4}$ ，对回归方程进行显著性检验，回归方程确有意义。中成药中黄柏的含量测定见表 3-1-45。

表 3-1-45　中成药中黄柏的含量测定

检品名称	检测含量（％）	规定含量（％）
知柏地黄丸	3.66~3.81	3.28~3.83

结果表明，被检知柏地黄丸中黄柏的含量符合药典的规定。说明以纤维与石细胞作为黄柏的显微特征物，用显微定量法对含有黄柏的中成药进行黄柏含量的测定是可行的。

五子衍宗丸
Wuzi Yanzong Wan

【处方】枸杞子400g，菟丝子（炒）400g，覆盆子200g，五味子（蒸）50g，盐车前子100g

【制法】以上五味，粉碎成细粉，过筛，混匀。每100g粉末用炼蜜 35~50g 和适量的水制丸，干燥，制成水蜜丸；或加炼蜜 80~90g 制成小蜜丸或大蜜丸，即得。

【性状】本品为棕褐色的水蜜丸、棕黑色的小蜜丸或大蜜丸；味甜、酸、微苦。

【功能与主治】补肾益精。用于肾虚精亏所致的阳痿不育、遗精早泄、腰痛、尿后余沥。

【用法与用量】口服。水蜜丸一次 6g，小蜜丸一次 9g，大蜜丸一次 1 丸，一日 2 次。

【来源】《中国药典》

【显微鉴别】

（1）种皮石细胞淡黄色，表面观不规则多角形或长多角形，直径 39~110μm，长至 168μm，垂周壁厚约 14μm，深波状或微波状弯曲（枸杞子）。

（2）种皮栅状细胞黄棕色，2 列，外列细胞宽 5~11μm，长 13~26μm，壁稍厚，内列细胞宽 5~14μm，长 33~59μm，壁较厚，非木化，光辉带位于内列细胞外侧；栅状细胞表面观呈多角形稍皱缩的细胞群（菟丝子）。

（3）种皮石细胞淡黄色或淡黄棕色，表面观多角形或长多角形，直径 13~34μm，长至 62μm，壁厚 6~10μm，孔沟细密，纹孔圆点状或不明显，有的胞腔内含棕褐色物。种皮内层石细胞多单个散在，形较大，多角形、长圆形或不规则形，直径 33~63μm，长至 2μm，壁厚 13μm，纹孔、孔沟细密，胞腔明显（五味子）。

（4）内胚乳细胞多角形，壁稍厚，局部壁上有孔沟，胞腔内含细小糊粉粒。种皮内表皮细胞表面观类长方形或长条形，长 30~75μm，直径 6~17μm，壁薄，微波状，常数个细胞为一组，作镶嵌状排列（车前子）。

（5）非腺毛单细胞，多平直，少数略弯曲或成钩状，完整者长 42~190μm，直径 9~18μm，壁极厚，木化，胞腔线形或稍明显，有的表面可见单或双螺状裂纹。非腺毛足部表面观类圆形或圆多角形，似石细胞状，直径 9~23μm，壁较厚，孔沟明显；断面观类方形或类长方形，埋于表皮层，与其下薄壁细胞相连，有的薄壁细胞含草酸钙簇晶，直径 9~22μm（覆盆子）。

【显微定量】

枸杞子种皮石细胞形态特征专属性强，结构稳定，栾晓静等选用种皮石细胞为显微特征物，采用显微定量法对五子衍宗丸中的枸杞子含量进行测定，方法简便、快捷、可靠，具体如下。

[枸杞子显微特征常数值的测定]采用3因素6水平均匀设计考察枸杞子显微定量法的优化条件，具体实验设计见表3-1-46。

表3-1-46　3因素6水平均匀设计

实验次数	A 样品重量（mg）	B 粉碎粒度（目）	C 加入甘油量（ml）
1	150	80	7.5
2	200	100	15.0
3	250	100	5.0
4	300	80	12.5
5	350	80	2.5
6	400	100	10.0

取枸杞子药材粉碎，分别过80和100目筛。精密称定150mg、200mg、250mg、300mg、350mg、400mg共6份，用水合氯醛多次水飞，移入25ml量瓶中，按均匀设计表项下加入相应甘油量，最后用水合氯醛试液定容。充分摇匀后，精密吸取0.02ml装片，每份溶液平行装片50张，记录每张片子的种皮石细胞个数。将所得结果完全随机化分为5组，分别计算平均值，再计算5组平均值得 RSD 值。以每份样品平均值的 RSD 值为考察指标，通过均匀设计软件得出优化结果。实验数据见表3-1-47。

表3-1-47　枸杞子显微定量法均匀设计实验结果

试样编号	1	2	3	4	5	6
平均值	16.17	21.10	25.44	34.43	36.91	45.42
RSD（%）	6.06	7.68	5.48	5.97	7.99	4.64

均匀设计软件给出的结果：$Y=0.054+0.0002X_1+0.0003X_3^2$，$RR=0.9983$，$Y_{min}=0.0443$。

$A_1-A_2=400.00$　　100.00　　12.9167

即优化条件为：样品称样量400mg，粉碎过100目筛，加入甘油13ml。

验证实验：取3份完全过100目筛的枸杞子样品粉末400mg，精密称定，按均匀设计实验方法操作，记录种皮石细胞个数。将所得数据进行完全随机化分为5组，计算每组的RSD值，结果见表3-1-48。

表3-1-48　验证实验结果

样品重量	401.6	402.5	398.9
平均值	45.5	46.94	42.69
RSD（%）	4.05	4.26	3.83

验证结果显示，各份样品的变异系数均小于优化条件给出的最小变异系数，说明由均匀设计软件给出的优化条件是科学准确的。

［对照药材枸杞子的显微特征常数值的测定］取100目样品粉末400mg，精密称定，按均匀设计实验方法操作，记录种皮石细胞数，结果见表3-1-49。

$$P=\frac{X \cdot V}{V' \cdot W} \tag{1}$$

式中　　P——定量药材显微特征常数（个/mg）；

X——每片盖玻片下药材显微特征数；

V——定量药材混悬液总体积（ml）；

V'——盖玻片下药材混悬液体积（ml）；

W——药材重量（mg），按干燥品计算。

表 3-1-49　枸杞子石细胞常数值测定

编号	样品重量（mg）	显微特征数平均值（个）					RSD（%）
1	401.5	49.65	46.60	46.05	46.2	46.05	3.45
2	402.1	47.85	47.15	46.10	49.1	45.50	3.02
3	402.8	47.10	45.05	47.95	49.4	45.40	3.84

注：样品重量为 401.5mg，水分含量为 6.41%。按照公式（1）计算常数值，常数值均值为 156.01 个 /mg。

根据公式 $\bar{X} \pm t_{1-\frac{\alpha}{2}} \times \dfrac{S}{\sqrt{n}}$ 计算，每毫克枸杞子含石细胞的显微特征常数为（156.01 ± 2.8），$P < 0.05$。

五子衍宗丸中枸杞子的含量测定：将样品粉碎过 100 目筛，多次离心除去炼蜜，置烘箱内低温干燥（< 60℃）。精密称定干燥后的样品粉末 600mg，实验方法同上，取种皮石细胞平均值，结果见表 3-1-50。

$$样品含量（%）= \frac{X \cdot V \cdot 100}{V' \cdot W \cdot P} \tag{2}$$

式中　P——定量药材显微特征常数（个 /mg）；

X——每片盖玻片下药材显微特征数（个）；

V——定量药材混悬液总体积（ml）；

V'——盖玻片下药材混悬液体积（ml）；

W——药材重量（mg），按干燥品计算。

表 3-1-50　五子衍宗丸中枸杞子含量测定结果

批号	重量（mg）	石细胞平均值	枸杞子平均检测含量（%）	《中国药典》规定含量（%）
5030103	606.3	22.87	34.59	34.78
5030108	603.3	22.76	34.59	

注：枸杞子含量测定按照公式（2）以干燥品计算。成药水分含量为 12.62%。

五子衍宗丸中枸杞子的含量测定以枸杞子种皮石细胞为特征物计数，结果表明所选特征专属性强，该法简单可靠，对含有枸杞子的中成药质量控制有一定的推广使用价值。

礞石滚痰丸

Mengshi Guntan Wan

【处方】金礞石（煅）40g，沉香 20g，黄芩 320g，熟大黄 320g

【制法】以上四味，粉碎成细粉，过筛，混匀，用水泛丸，干燥，即得。

【性状】本品为棕色至棕褐色的水丸；味苦。

【功能与主治】逐痰降火。用于痰火扰心所致的癫狂惊悸，或喘咳痰稠、大便秘结。

【用法与用量】口服。一次 6~12g，一日 1 次。

【来源】《中国药典》

【显微鉴别】

（1）不规则块片淡黄棕色或灰白色，略具金属样光泽，边缘较平直，有的有缺刻，表面有纵直细裂纹（金礞石）。

（2）具缘纹孔导管大型，多破碎，具缘纹孔排列紧密，纹孔口短缝状或斜裂缝状，含黄色树脂团块。韧型纤维常单个散离，多碎断，淡黄色，较细长，直径约 35μm，壁厚约 5μm，木化，具单斜纹孔。纤维管胞淡黄色，直径约 18μm，壁稍厚，木化，纹孔口相交成"人"字形，长度超过纹孔缘。树脂块黄棕色，大小不一，直径约至 101μm（沉香）。

（3）韧皮纤维淡黄色，单个散在或 2~3 个成束，梭形，两端尖、斜尖或钝圆，直径 14~29μm，长 66~152μm，壁甚厚，4~9μm，孔沟明显。石细胞淡黄色，单个散在或 2~3 个成群，长方形、三角形、纺锤形、类方形或不规则形，直径 23~30μm，长约至 148μm，壁较厚或甚厚，孔沟明显，有的可见圆点状纹孔（黄芩）。

（4）草酸钙簇晶直径 35~70μm，棱角大多短钝。网纹或具缘纹孔导管多破碎，直径约至 110μm，具缘纹孔较大，椭圆形或斜方形，纹孔缘类六角形，不甚明显，非木化（大黄）。

【显微定量】

黄芩的石细胞显微特征明显，数量较多且便于计数，郑佳佳等采用显微定量法对礞石滚痰丸中的黄芩含量进行测定，该方法简便快速、准确有效，且成本低廉，具体如下。

［黄芩石细胞显微特征指数的测定条件的优化］显微特征指数是指每 1mg 中药材所含有某种显微特征的总数。本实验采用容量分析法对黄芩石细胞的显微特征指数进行测定。样品重量、样品的粉碎程度、混悬液的用量是影响样品混悬效果的主要因素。故本实验采用 3 因素 6 水平均匀设计法考察显微特征指数测定的优化条件，具体实验设计见表 3-1-51。

表 3-1-51　黄芩混悬液配制的均匀设计试验

均匀设计编号	X1 样品重量（mg）	X2 粉碎粒度（目）	X3 加入甘油量（ml）
1	100.0	80	6.0
2	140.0	100	12.0
3	180.0	100	4.0
4	220.0	80	10.0
5	260.0	80	2.0
6	300.0	100	8.0

取样品粉碎，并使之分别完全过 80 和 100 目筛。分别取 100.0mg、140.0mg、180.0mg、220.0mg、260.0mg、300.0mg 共 6 份，精密称定，分别加入水合氯醛，多次研磨后转移至 25ml 量瓶中，按表 3-1-51 比例加入相应稀甘油试液量，最后用水合氯醛试液稀释至刻度，摇匀备用。

分别精密吸取 0.02 ml 样品液，每份溶液平行装片 10 张，置显微镜下观察石细胞并计数。分别计算各组 10 张片中石细胞数量的 *RSD* 值，并以此为指标，采用 SPSS 16.0 软件得出均匀设计优化结果。优化条件为：样品取样量 300.0 mg，粉碎过 80 目筛，加入稀甘油试液 2.0 ml。

[黄芩药材石细胞显微特征指数测定] 取过 80 目筛的黄芩粉末，精密称定，按照上述均匀优化条件配制溶液，分别用水合氯醛试液多次水飞，经多次混匀后进行显微装片，每次装片用微量移液器精密吸取 0.02 ml，平行制片 10 张，在显微镜下观察并对石细胞进行计数，取其平均值后按公式（1）计算石细胞的显微特征指数值，结果见表 3-1-52。

$$P = \frac{X \cdot V}{V' \cdot W} \tag{1}$$

式中　　P——药材显微特征常数（个/mg）；

X——每片盖玻片下药材显微特征数（个）；

V——药材混悬液总体积（ml）；

V'——盖玻片下药材混悬液体积（ml）；

W——药材重量（mg），按干燥品计算。

表 3-1-52　黄芩石细胞显微特征指数测定结果（$n=10$）

编号	显微特征指数（个/mg）	编号	显微特征指数（个/mg）	编号	显微特征指数（个/mg）	编号	显微特征指数（个/mg）
1	232.50	10	92.47	19	152.92	28	78.33
2	80.79	11	152.92	20	80.42	29	277.45
3	96.23	12	100.42	21	88.71	30	117.50
4	107.74	13	198.72	22	109.96	31	159.58
5	305.31	14	152.08	23	142.08	32	120.79
6	201.67	15	315.83	24	135.83	33	62.08
7	105.80	16	75.42	25	85.83	34	85.00
8	45.81	17	98.70	26	203.33		
9	172.47	18	96.67	27	249.17		

采用 SPSS 16.0 软件计算表 3-1-52 中数据计算可得：黄芩石细胞显微特征指数均值为 140.60 个/mg，95% 的置信区间为 116.11~165.10 个/mg。

[礞石滚痰丸中黄芩的显微定量] 将各样品的药丸粉碎，研磨过 80 目筛，置烘箱中干燥 5h，温度为 80℃。取干燥后的礞石

滚痰丸粉末3份，每份300 mg，精密称定，放于研钵中，分别加入水合氯醛，多次研磨后转移至25 ml量瓶中，再加入稀甘油试液2.0 ml，最后用水合氯醛试液稀释至刻度，摇匀备用。精密吸取0.02ml，平行装10张片，显微镜下观察，记录石细胞个数，按照公式（2）计算黄芩百分含量。

$$样品含量（\%）= \frac{X \cdot V}{V' \cdot W \cdot P} \times 100\% \qquad （2）$$

式中　P——药材显微特征指数（个/mg）；

　　　X——每片盖玻片下药材显微特征数均值（个）；

　　　V——定量药材混悬液总体积（ml）；

　　　V'——盖玻片下药材混悬液体积（ml）；

　　　W——药材称取量（mg），以干燥品计。

按P=140.60个/mg计算，结果见表3-1-53。

表3-1-53　各中成药样品中黄芩的显微定量测定结果

编号	样品重量（mg）	每组石细胞数量平均值（个）	黄芩百分含量（%）	黄芩百分含量平均值（%）
1	305.1	15.7	45.75	
	312.5	16.3	46.37	46.11
	290.6	15.1	46.20	
2	286.8	15.1	46.80	
	295.9	15.5	46.57	46.51
	310.0	16.1	46.17	
3	321.6	17.7	48.93	
	315.8	16.7	47.01	47.88
	307.5	16.5	47.70	
4	315.3	16.3	45.96	
	305.8	15.9	46.23	46.07
	297.6	15.4	46.01	
5	300.8	16.0	47.29	
	303.5	16.2	47.45	47.30
	316.6	16.8	47.18	

礞石滚痰丸中黄芩的理论配制量为 45.71%。实验结果显示，所检礞石滚痰丸样品中黄芩的投料量均符合 2020 版《中国药典》的规定。该方法能准确、快速地判断礞石滚痰丸中黄芩的投料是否足量，可为礞石滚痰丸的投料量检测提供新的思路和方法。

橘红丸

Juhong Wan

【处方】化橘红 75g，陈皮 50g，半夏（制）37.5g，茯苓50g，甘草 25g，桔梗 37.5g，苦杏仁 50g，炒紫苏子 37.5g，紫菀37.5g，款冬花 25g，瓜蒌皮 50g，浙贝母 50g，地黄 50g，麦冬50g，石膏 50g

【制法】以上十五味，粉碎成细粉，过筛，混匀。每 100g 粉末用炼蜜 20~30g 加适量的水泛丸，干燥，制成水蜜丸；或加炼蜜 90~110g 制成小蜜丸或大蜜丸，即得。

【性状】本品为棕褐色的水蜜丸、小蜜丸或大蜜丸；气微香，味甜、微苦。

【功能与主治】清肺，化痰，止咳。用于痰热咳嗽，痰多，色黄黏稠，胸闷口干。

【用法与用量】口服。水蜜丸一次 7.2g，小蜜丸一次 12g，大蜜丸一次 2 丸（每丸重 6g）或 4 丸（每丸重 3g），一日 2 次。

【来源】《中国药典》

【显微鉴别】

（1）草酸钙方晶成片存在于无色的薄壁组织中，直径6~19μm，长约至 32 μm（陈皮）。

（2）草酸钙针晶束散在或存在于黏液细胞中，长 100μm 以上（半夏）。

（3）多糖团块无色，呈不规则形颗粒状或末端钝圆的分枝状。菌丝无色或淡棕色，具分枝，直径 3~8μm（茯苓）。

（4）纤维束近无色或淡黄色，其周围细胞含草酸钙方晶形成晶纤维，含晶细胞壁不均匀增厚，微木化（甘草）。

（5）有节联结乳汁管直径 8~25μm，内含细颗粒状物及淡黄色油滴（桔梗）。

（6）石细胞多单个散在，黄棕色，侧面观卵圆形或贝壳形，拱起部分壁厚，层纹明显，孔沟少，底部壁薄，孔沟密而明显（苦杏仁）。

（7）内果皮异形石细胞顶面观多角形，细胞界限不分明，胞腔星状。种皮表皮细胞表面观类椭圆形，壁具致密的雕花钩纹状增厚（紫苏子）。

（8）薄壁细胞类长方形，壁稍厚，表面隐约可见斜向交错纹理。下皮细胞表面观类长方形，壁细波状弯曲，稍厚，有的胞腔含紫色色素（紫菀）。

（9）花粉粒淡黄色，类圆球形，直径 22~34μm，具 3 孔沟，外壁表面有尖刺。非腺毛 1~4 细胞，顶端细胞极长，扭曲成团，直径 5~17μm，壁薄，断端常呈丝状（款冬花）。

（10）石细胞数个成群成单个散在，淡黄色，类方形、长方形或类多角形，有的一端或两端尖突，直径 15~46μm，孔沟细密而明显（瓜蒌皮）。

（11）淀粉粒单粒长卵形或类圆形，直径 18~50μm，脐点隐约可见，点状、短缝状或"人"字形，位于较小端，层纹细密隐约可见；复粒少，由 2~3 分粒组成。草酸钙方晶散在于薄壁细胞中，直径约 4μm（浙贝母）。

（12）薄壁组织淡灰棕色，细胞多皱缩，细胞内含棕色核状物（地黄）。

（13）石细胞无色，长方形或类长方形，直径 30~64mm，长至 170μm，壁三边厚一边甚薄，纹孔密，短缝状或扁椭圆形，多横向，孔沟较粗（麦冬）。

（14）不规则形碎块灰白色，有的呈半透明状，表面具平直纹理（石膏）。

【显微定量】

款冬花粉末中的花粉粒具有显微特征明显、数目众多、易于检识以及结构稳定的特点，所以款冬花的显微特征研究选用其花粉粒。厉姐等采用了容量分析的方法测定款冬花的显微特征常数，利用显微、计算机图像处理以及数据分析联用的技术，对橘红丸中的款冬花进行含量测定，结果表明此法简便、快速、实验成本较低，更适合基层使用，具体如下。

[优化款冬花花粉粒的显微特征常数值的测定条件]实验中影响款冬花粉末样品混悬效果的主要因素有：X1样品的重量、X2粉碎的粒度、X3混悬剂的用量，其3种不同水平的考察因素，所以本研究通过均匀设计的方法来考察款冬花花粉粒的显微特征常数值的测定条件，因考虑到本实验的可操作性，所以最终本实验选择采用U6（6^3）均匀设计方案（表3-1-54）。

表3-1-54　款冬花中花粉粒的显微特征常数测定均匀设计方案 U_6（6^3）

均匀设计编号	X1 样品重量（mg）	X2 粉碎粒度（目）	X3 加入甘油量（ml）
1	150.0	80	4.0
2	199.98	100	5.0
3	250.01	100	8.0
4	300.02	80	6.0
5	349.99	80	3.0
6	400.02	100	7.0

取款冬花样品将其进行粉碎，按照上述均匀设计表分别过80目筛和100目筛，使之完全过筛后精密称定150mg、200mg、250mg、300mg、350mg、400mg共6份，每份多次研磨（水合氯醛试液）后转移到25ml量瓶中，按表3-1-54项下分别加入相应的甘油量，最后分别用水合氯醛试液进行定容。经多次混匀后进行显微装片，每次装片用移液枪精密吸取0.02 ml，每份平行装50张，将观察结果完全随机的分为5组（每组10张），计

算每组显微装片中款冬花的花粉粒数量的平均值，再计算 5 组数据的平均值及 5 组数据的 *RSD* 值。考察指标为每组款冬花样品平均值的 *RSD* 值，再通过 SPSS 19.0 软件得出均匀设计方案的优化结果，结果见表 3-1-55。

表 3-1-55　款冬花中花粉粒显微特征常数测定均匀设计实验结果

样品编号	花粉粒平均值（个）	*RSD*（%）
1	7.74	8.60
2	16.94	7.59
3	21.24	6.94
4	25.16	4.71
5	28.42	4.49
6	35.06	2.85

采用 SPSS 19.0 软件得出均匀设计优化结果，优化条件为：样品重量 400.00mg，粉碎粒度 10 目，加入甘油量 4ml。

[测定款冬花的显微特征常数值] 精密称定过完筛的款冬花药材的粉末，按照上述均匀优化条件配制溶液，分别用水合氯醛试液多次水飞，经多次混匀后进行显微装片，每次装片用移液枪精密吸取 0.02 ml，每份平行装 50 张，在显微镜下观察并计款冬花的花粉粒数量，取其平均值后按公式（1）计算花粉粒的显微特征常数值，结果见表 3-1-56。

$$P = \frac{X \cdot V}{V' \cdot W} \tag{1}$$

式中　*P*——药材显微特征常数（个 /mg）；

　　　X——每片盖玻片下药材显微特征数（个）；

　　　V——药材混悬液总体积（ml）；

　　　V'——盖玻片下药材混悬液体积（ml）；

　　　W——药材重量（mg），按干燥品计算。

表 3-1-56　各款冬花样品中花粉粒的显微特征常数测定结果

试样编号	样品重量（mg）	花粉粒数量平均值（个）	花粉粒显微特征常数（个/mg）	花粉粒显微特征常数均值（个/mg）
1	400.14	35.02	117.05	
2	400.09	34.52	115.39	115.71
3	399.96	34.30	114.69	

　　[测定橘红丸中款冬花的含量]将橘红丸小心粉碎后过100目筛，在烘箱干燥5h，温度为80℃。精密称定干燥后的橘红丸粉末3份，每份1000mg，分别定容至25ml的量瓶中，用移液枪精密吸取0.02ml进行显微装片，其中每份溶液进行平行显微装片50张，记录花粉粒显微特征数，按照公式（2）计算款冬花百分含量。结果见表3-1-57。

$$样品含量（\%）= \frac{X \cdot V}{V \cdot W \cdot P} \times 100\% \qquad （2）$$

式中　P——药材显微特征常数（个/mg）；

　　　X——每片盖玻片下药材显微特征数均值（个）；

　　　V——定量药材混悬液总体积（ml）；

　　　V——盖玻片下药材混悬液体积（ml）；

　　　W——药材称取量（mg），以干燥品计。

表 3-1-57　橘红丸中款冬花的含量测定结果

样品编号	样品重量（mg）	花粉粒数量平均值（个）	款冬花百分含量（%）	款冬花百分含量平均值（%）	《中国药典》规定含量（%）
	999.89	3.53	4.18		
1	1000.06	3.49	4.13	4.13	
	1000.09	3.46	4.09		
	1000.11	3.19	3.76		
2	1000.02	3.16	3.73	3.75	3.70
	1000.06	3.17	3.77		
	1000.13	3.35	3.87		
3	1000.04	3.37	3.90	3.89	
	999.87	3.38	3.91		

用显微定量法测定中成药橘红丸中款冬花的含量，所选择的特征物为款冬花的花粉粒，结果表明建立的方法能够方便、快速的判断橘红丸中是否含有款冬花以及投料是否足量，可为含款冬花的中成药的质量控制提供新的快速的测量技术手段。

在显微镜下对款冬花的花粉粒进行显微定量时，由于样品粉碎后均过 100 目筛，因此在观察花粉粒时应依照观察的完整程度进行计数：完整的花粉粒计为一个单位；对于已经破碎的花粉粒，显微镜下大于一半的计为一个单位；其他情况忽略不计。

本实验用的橘红丸是蜜丸，且《中国药典》中无蜂蜜的具体含量，为提高实验测量精确度，本实验采用离心脱蜜，减少炼蜜对实验过程的干扰。采取均匀设计方案以被测物款冬花本身取代参比物，并通过显微定量的方法对橘红丸中的款冬花做了定量分析，该方法简便易行、耗费低。

天麻丸
Tianma Wan

【**处方**】天麻 60g，羌活 100g，独活 50g，盐杜仲 70g，牛膝 60g，粉萆薢 60g，附子（黑顺片）10g，当归 100g，地黄 160g，玄参 60g

【**制法**】以上十味，粉碎成细粉，过筛，混匀。每 100g 粉末用炼蜜 40~50g 加适量的水泛丸，干燥，制成水蜜丸；或加炼蜜 90~110g 制成小蜜丸或大蜜丸，即得。

【**性状**】本品为黑褐色的水蜜丸或黑色的小蜜丸或大蜜丸；气微香，味微甜、略苦麻。

【**功能与主治**】祛风除湿，通络止痛，补益肝肾。用于风湿瘀阻、肝肾不足所致的痹病，症见肢体拘挛、手足麻木、腰腿酸痛。

【**用法与用量**】口服。水蜜丸一次 6g，小蜜丸一次 9g，大蜜丸一次 1 丸，一日 2~3 次。

【来源】《中国药典》

【显微鉴别】

（1）含糊化多糖类物薄壁细胞无色或微灰棕色，细胞内隐约可见充满类圆形或长圆形颗粒，直径约至 30μm；加稀碘液显淡棕色。草酸钙针晶束存在于薄壁细胞中，或散在，针晶较细，长25~48μm（天麻）。

（2）分泌道多破碎，分泌细胞纵长条形，含淡黄色分泌物，并有金黄色或黄棕色条状分泌物（羌活）。

（3）油管多破碎，横断面观分泌细胞类长圆形，壁薄，胞腔含黄棕色分泌物及油滴（独活）。

（4）橡胶丝呈细长条状，稍弯曲或相互缠结，直径 8~17μm，表面略粗糙，显颗粒性。石细胞类长方形，多碎断，壁厚，孔沟明显，含橡胶质团块（杜仲）。

（5）草酸钙砂晶存在于薄壁细胞中，直径约至 7μm（牛膝）。

（6）木化薄壁细胞成片，淡黄棕色，类长梭形，直径约至104μm，长约至 287μm，壁稍厚，微木化，纹孔较大而密，多横长（粉萆薢）。

（7）含糊化淀粉粒薄壁细胞多角形、长方形或长条形，无色（附子）。

（8）纺锤形韧皮薄壁细胞直径 18~34μm，壁稍厚，非木化，表面具极微细的斜向交错的网状纹理，可见菲薄的横隔（当归）。

（9）薄壁组织淡棕色，细胞多皱缩，含类圆形、类梭形棕色核状物（地黄）。

（10）石细胞淡黄棕色或黄棕色，长方形、类方形、类圆形、三角形或梭形，直径约至 126μm，壁厚 20μm 以上，层纹可见，孔沟多分叉（玄参）。

【显微定量】

陈桂卿以天麻中木化厚壁细胞为检测特征物测定成药中天麻的含量，方法简便、准确，可为成药的质量控制提供检测依据，具体如下。

[天麻每毫克显微特征数的测定]取自然干燥的天麻 50g，粉碎过 100 目筛，精密称取 0.0761g、0.1008g、0.1251g、0.508g、0.2026g，分别用水合氯醛试液多次水飞，并加入 5ml 容量瓶内，添至刻度。用刻度吸管精取 0.02ml、0.03ml、0.04ml 于载玻片上，用盖玻片覆盖，每份溶液重复装 8 片，分别置镜下观察，每片观察 16 个视野，取其 16 个视野特征物总和为一个检测数据，8 片的平均值为该浓度混悬液显微特征数，按以下公式计算出每毫克纯净天麻显微特征物（木化厚壁细胞）数目。实验数据及计算结果见表 3–1–58。

$$特征物个数（个 /mg）= \frac{X \cdot V}{V' \cdot W}$$

式中　X——16 个视野特征数之和（8 片的平均值）；

　　　V——混悬液总体积（ml）；

　　　V'——盖玻片下混悬液体积（ml）；

　　　W——药材称取量（mg）。

表 3–1–58　天麻粉末每毫克显微特征数测定

取样量 （ml）	特征数的观测								特征数均值	每毫克特征数
	1	2	3	4	5	6	7	8		
0.02	21	19	23	17	19	17	19	19	19.25	63.24
0.03	30	27	29	29	29	24	27	25	27.50	60.23
0.04	44	39	43	40	35	42	34	42	39.88	65.50
0.02	25	24	23	25	25	26	23	22	24.38	60.45
0.03	35	35	36	38	37	34	35	37	35.88	59.30
0.04	48	49	48	52	55	51	50	48	50.12	62.16
0.02	35	34	35	32	33	31	30	31	32.62	65.20
0.03	49	52	47	48	46	53	45	47	48.25	64.28
0.04	57	56	64	61	60	60	62	56	59.50	59.45
0.02	44	43	41	40	37	36	35	40	39.50	65.48
0.03	51	56	61	50	54	50	56	48	53.62	59.27

取样量	特征数的观测								特征数均值	每毫克特征数
（ml）	1	2	3	4	5	6	7	8		
0.04	68	69	73	78	74	70	79	69	72.60	60.10
0.02	42	48	40	45	42	34	37	39	43.62	63.32
0.03	63	61	60	60	67	71	64	67	64.62	61.55
0.04	86	84	80	91	87	79	90	93	85.50	61.07
0.02	59	53	53	52	49	53	52	57	53.50	66.02
0.03	81	81	81	71	83	82	73	74	78.38	64.47
0.04	107	96	99	102	96	111	96	101	101.00	62.31

从以上实验结果可知，每毫克天麻所含木化厚薄细胞数目为一常数，为了找出这一常数，我们根据公式 $\bar{X} \pm t_{1-\frac{\alpha}{2}} \times \frac{S}{\sqrt{n}}$ 对 18 次实验结果进行统计处理。求算出天麻每毫克特征数目为 62.36±1.16，因此，有 95% 的把握认为天麻每毫克特征数在 61.20~63.52 之间。

［中成药天麻丸中天麻的含量测定］取某制药厂生产的天麻丸，粉碎过 100 目筛，精密称取 0.1255g、0.1505g、0.1808g、0.2001g、0.2253g、0.2500g，同前法配制成 5ml 溶液，各精取 0.04ml，检测方法步骤同前，结果见表 3-1-59。

表 3-1-59　中成药天麻丸中天麻的含量测定

成药取量	特征数个数								特征数均值	检测含量
（g）	1	2	3	4	5	6	7	8		（%）
0.1255	7	5	4	7	7	5	3	5	5.36	8.58
0.1505	7	5	6	6	6	6	7	7	6.12	8.16
0.1808	9	8	5	8	8	6	6	8	7.24	8.04
0.2001	9	8	7	8	8	7	9	9	8.12	8.14
0.2253	8	7	9	11	10	9	11	9	9.05	8.23
0.2540	10	12	12	11	8	10	8	11	10.25	8.22

以上实验证明，以天麻特有的木化厚壁细胞为显微特征计数

物，特征明显，专属性强，不受成药中其他植物类生药的各种细胞及内含物等的影响和干扰，结果准确可靠。这一方法的引用，使得贵重生药的质量控制得以实现，从而拓宽了显微定量法的应用范围和使用价值。

苏合香丸
Suhexiang Wan

【处方】苏合香 50g，安息香 100g，冰片 50g，水牛角浓缩粉 200g，人工麝香 75g，檀香 100g，沉香 100g，丁香 100g，香附 100g，木香 100g，乳香（制）100g，荜茇 100g，白术 100g，诃子肉 100g，朱砂 100g

【制法】以上十五味，除苏合香、人工麝香、冰片、水牛角浓缩粉外，朱砂水飞成极细粉；其余安息香等十味粉碎成细粉；将人工麝香、冰片、水牛角浓缩粉分别研细，与上述粉末配研，过筛，混匀。再将苏合香炖化，加适量炼蜜与水制成水蜜丸 960 丸，低温干燥；或加适量炼蜜制成大蜜丸 960 丸，即得。

【性状】本品为赭红色的水蜜丸或赭色的大蜜丸；气芳香，味微苦、辛。

【功能与主治】芳香开窍，行气止痛。用于痰迷心窍所致的痰厥昏迷、中风偏瘫、肢体不利，以及中暑、心胃气痛。

【用法与用量】口服。一次 1 丸，一日 1~2 次。

【来源】《中国药典》

【显微鉴别】

（1）不规则块片暗朱红色，半透明，具金刚样光泽，边缘不平整、暗黑（朱砂）。

（2）内果皮细胞棕色，表面观长多角形，直径 23~37μm，长 100~143μm，垂周壁显短齿状增厚。石细胞淡黄色，常数个成群散列于黄棕色薄壁组织中，类圆多角形或类长多角形，直径约至 43μm，壁厚至 15μm，孔沟较稀（荜茇）。

（3）分泌细胞淡黄色，类圆形，直径约 50μm，壁薄，含红棕色分泌物，其周围 7~8 个细胞略呈放射状排列。下皮纤维红棕色，多成束，纤维细长，壁甚厚，孔沟稀疏成不明显，胞腔细（香附）。

（4）纤维淡黄色，多散在，梭形，边缘稍波状弯曲，直径 20~40μm，长 152~214μm，胞腔宽窄不一，含棕色物。花粉粒微黄色，极面观呈三角形，赤道轴长 14~17μm，具 3 副合沟。草酸钙簇晶 1 个或数个相集于淡黄色薄壁细胞中，簇晶直径 6~12μm，棱角较钝（丁香）。

（5）草酸钙柱晶直径 8~14μm，长至 56μm。具缘纹孔导管常破碎，直径约至 80μm，具缘纹孔互列，排列紧密，导管内含黄棕色树脂团块（沉香）。

（6）木栓细胞表面观长多角形，壁薄，微木化。油细胞无色，类长圆形，直径约 42μm，壁稍厚，微弯曲，含无色油滴（青木香）。

（7）分泌物团块黄色或淡黄色，由不定形小颗粒聚集而成，埋有方晶，直径约 12μm。表皮组织碎片淡黄色或几无色，半透明，有纵条纹（麝香）。

（8）木射线细胞径向纵断而观长方形，直径约 14μm，壁连珠状增厚，常成片与木纤维垂直相交。纤维成束，其周围部分细胞类方形，壁厚，于角隅处特厚，层纹隐约可见，胞腔含草酸钙方晶，形成晶纤维。草酸钙方晶直径 12~33μm（檀香）。

（9）石细胞鲜黄色或淡黄色，类圆形或类长方形，直径约至 67μm，壁厚至 20μm，孔沟细密面清晰，常分枝。本化细胞淡黄色或几无色，长条形或不规则形，边缘有突起或短分枝，或一端扩大，直径约 37μm，壁厚 4~6μm，纹孔细小，孔沟较密（诃子）。

（10）不规则碎片灰白色，表面凹凸不平，布有多数同向排列的梭形或条形空隙，其中充塞暗棕色色素颗粒（犀角）。

（11）不规则团块淡黄色，由细小颗粒及大小不一的油滴聚集而成，遇苏丹 I 试液油滴显红色（乳香）。

（12）升华物呈不规则片状结晶，无色，半透明，大小不一，常相互重垂（冰片）。

【显微定量】

丁香粉末中的花粉粒众多，极面观三角形，赤道观双凸镜形，具有 3 副合沟。花粉粒在花类药材粉末显微鉴别中有着数量较多、便于在观察计数的特点，可作为研究显微鉴别的指标，进行药材显微定量研究。袁巍等对苏合香丸中丁香进行了显微定量研究。

［丁香的显微特征常数值测定］取丁香药材粉碎，过 100 目筛，加入混悬剂（甘油）6ml，经水合氯醛试液多次水飞研磨后，充分混匀。用微量移液器精密吸取 0.02ml，进行显微装片，每份平行装 50 张，显微镜下观察并计算丁香花粉粒数量，取其平均值后按公式（1）计算丁香花粉粒的显微特征常数值，实验数据及计算结果见表 3-1-60。

$$P=\frac{X\cdot V}{V'W} \qquad （1）$$

式中　P——定量药材显微特征常数（个 /mg）；

X——每片盖玻片下药材显微特征数（个）；

V——定量药材混悬液总体积（ml）；

V'——盖玻片下药材混悬液体积（ml）；

W——药材重量（mg），按干燥品计。

表 3-1-60　各样品丁香花粉粒显微特征常数测定结果

样品编号	样品重量（mg）	花粉粒平均值（个）	花粉粒显微特征常数（个 /mg）	花粉粒显微特征常数均值（个 /mg）
1	100.04	42.15	526.66	
2	99.97	40.34	504.40	516.82
3	100.02	41.56	519.40	

根据公式计算丁香中花粉粒的显微特征数为（516.82±1.27）个/mg（$P < 0.05$），即每毫克丁香中花粉粒显微特征数在515.55~518.09个/ml的可能性为95%。

［苏合香丸中丁香含量的测定］采用少量多次的方法将3个批次苏合香丸成药小心粉碎后过100目筛，在80℃的温度下，将苏合香丸粉末在烘箱中干燥5h。精密称定干燥后的每批次苏合香丸粉末500mg，共3份，在25ml的量瓶中定容，用微量移液器精密吸取0.02ml。每份试液进行50张平行显微装片，记录丁香花粉粒显微特征数，按照公式（2）计算苏合香丸中丁香的百分含量。结果见表3-1-61。

$$样品含量（\%）= \frac{X \cdot V}{V' \cdot W \cdot P} \times 100\% \qquad （2）$$

式中　　X——每片盖玻片下药材显微特征数（个）；

　　　　V——定量药材混悬液总体积（ml）；

　　　　V'——盖玻片下药材混悬液体积（ml）；

　　　　W——药材重量（mg），按干燥品计；

　　　　P——定量药材显微特征常数（个/mg）。

表3-1-61　苏合香丸中丁香的含量测定结果

生产单位	试样编号	样品重量（单位：mg）	花粉粒平均值（个）	丁香百分含量（%）	丁香百分含量均值（%）	《中国药典》规定含量（%）
单位A	1	500.11	14.26	6.90	6.85	
	2	499.98	14.15	6.85		
	3	500.09	14.08	6.81		
单位B	1	500.03	14.07	6.80	6.80	6.78
	2	500.13	14.11	6.82		
	3	499.99	14.03	6.79		
单位C	1	500.06	14.13	6.83	6.81	
	2	500.04	14.01	6.78		
	3	500.12	14.09	6.81		

此种方法可为苏合香丸的质量控制提供便捷有效的检测手

段。以丁香的花粉粒为显微定量特征，专属性较强。研究过程中所建立的苏合香丸显微定量方法能够快速、简便地鉴别苏合香丸中是否含有丁香及生产过程中丁香的投药量是否足量，对含有丁香的中成药质量控制有着积极的推广意义。

逍遥丸
Xiaoyao Wan

【处方】柴胡 100g，当归 100g，白芍 100g，炒白术 100g，茯苓 100g，炙甘草 80g，薄荷 20g

【制法】以上七味，粉碎成细粉，过筛，混匀。每 100g 粉末加炼蜜 135~145g 制成小蜜丸或大蜜丸，即得。

【性状】本品为棕褐色的小蜜丸或大蜜丸；味甜。

【功能与主治】疏肝健脾，养血调经。用于肝郁脾虚所致的郁闷不舒、胸胁胀痛、头晕目眩、食欲减退、月经不调。

【用法与用量】口服。小蜜丸一次 9g，大蜜丸一次 1 丸，一日 2 次。

【来源】《中国药典》

【显微鉴别】

（1）木纤维散在或成束，淡黄色，长梭形，直径 8~18（~36）μm，壁厚 2~6μm，层纹不明显，初生壁局部断裂，有稀疏螺状纹理，纹孔稀疏。油管含黄色成棕黄色条状分泌物，稍弯曲成结节状，直径 5~43μm，其周围的薄壁细胞多皱缩，细胞界限不清楚（柴胡）。

（2）纺锤形韧皮薄壁细胞直径 4~30μm，表面有极微细斜向交错的网状纹理，有的具菲薄的横隔（当归）。

（3）草酸钙簇晶 1 至数个存在于无色薄壁细胞中，直径 13~37μm，含晶细胞较小，方形，纵向连接，簇晶排列成行。具缘纹孔导管直径 20~60μm，具缘纹孔排列整齐，以 1~2 行为多见。含糊化淀粉粒薄壁细胞无色，椭圆形或类方形，壁稍厚，直径 40~90μm（白芍）。

（4）草酸钙针晶细小，长 8~124μm，不规则充塞于薄壁细胞中。木栓石细胞表面观类多角形、类长方形或类长圆形，直径 17~80μm，壁厚至 25μm，有的不均匀增厚，孔沟明显，层纹有的可见，有的胞腔含黄棕色物（白术）。

（5）菌丝无色或黄棕色，细长，直径 2.5~4μm，有的分枝。多糖团块无色，不规则形，或呈末端钝圆的分枝状，遇水合氯醛液溶化（茯苓）。

（6）纤维成束，淡黄色，细长，直径约 14μm，壁极厚，微木化，胞腔线形；其周围细胞含草酸钙方晶，形成晶纤维，含晶细胞壁不均匀增厚，微本化或非木化（甘草）。

（7）非腺毛无色，1~8 细胞，稍弯曲，直径 13~37μm，壁厚 2~6μm，具细密的疣状突起。橙皮苷结晶存在于薄壁细胞中，结晶淡黄色，呈扇形或不规则形，表面可见放射状纹理（薄荷）。

【显微定量】

白芍的草酸钙簇晶与茯苓的菌丝显微特征明显，数量众多，结构稳定，易于观察，故刘歆韵选用草酸钙簇晶、菌丝为显微特征物进行逍遥丸显微定量实验研究。

［各样品中白芍百分含量测定］精密称定干燥后的逍遥丸粉末 210mg 各 3 份，按实验方法定容至 25ml 量瓶中，精密吸取 0.02ml 装片，平行装 50 张片，记录草酸钙簇晶显微特征数，按照以下公式计算白芍百分含量。实验结果见表 3-1-62。

$$样品含量（\%）= \frac{X \cdot V}{V' \cdot W \cdot P} \times 100\%$$

式中　P——定量药材显微特征常数（个 /mg）；

　　　X——每片盖玻片下药材显微特征常数；

　　　V——定量药材混悬液总体积（ml）；

　　　V'——盖玻片下药材混悬液体积（ml）；

　　　W——药材重量（mg），按干燥品计。

表3-1-62　各样品逍遥丸中白芍的显微定量测定结果

批号	试样编号	样品重量（mg）	每组草酸钙簇晶数量平均值（个）	RSD（%）	百分含量（%）
080505	1	211.3	27.47	1.91	16.82
	2	210.4	26.23		
	3	210.9	26.64		
080692	1	210.1	26.21	3.23	16.68
	2	211.3	28.13		
	3	210.6	26.37		
080216	1	209.5	25.83	3.35	16.78
	2	209.8	26.71		
	3	210.7	28.02		
20080404	1	210.7	25.21	2.15	16.29
	2	210.1	26.02		
	3	209.9	26.57		
20081219	1	211.5	26.24	2.28	17.05
	2	208.3	27.23		
	3	209.8	27.94		
20080932	1	209.1	27.64	2.93	17.31
	2	208.3	26.52		
	3	213.4	28.49		

　　白芍中草酸钙簇晶数量众多，且不含或少含其他显微特征，易于观察计数。簇晶经粉碎后过100目筛，有的较完整，有的已破碎。观察时对完整的簇晶计为1个单位。对于成片存在的簇晶也分别计数。

　　［各样品中茯苓百分含量测定］精密称定干燥后的逍遥丸粉末300mg各3份，按实验方法定容至25ml量瓶中，精密吸取0.02ml装片，平行装50张片，记录菌丝显微特征数，按照相同公式计算茯苓百分含量。实验结果见表3-1-63。

表 3-1-63　各样品逍遥丸中茯苓的显微定量测定

批号	试样编号	样品重量（mg）	每组菌丝数量平均值（个）	*RSD*（%）	百分含量（%）
080505	1	287.8	37.31	2.01	17.24
	2	300.4	39.48		
	3	300.9	39.21		
080692	1	295.4	39.31	2.02	17.39
	2	300.3	39.76		
	3	306.5	41.21		
080216	1	300.5	36.78	1.43	15.87
	2	299.8	35.64		
	3	300.7	36.71		
20080404	1	298.7	35.56	3.13	15.89
	2	302.1	37.87		
	3	299.9	35.38		
20081219	1	301.5	38.44	2.44	16.93
	2	308.3	39.62		
	3	289.8	37.31		
20080932	1	304.1	37.81	3.06	16.09
	2	288.3	35.17		
	3	298.4	36.26		

　　本实验采用的是显微定量法中的容量分析法测定白芍中草酸钙簇晶的显微特征常数，要注意定容和制片的操作细节。加入水合氯醛与药材粉末共同研磨，待混匀转移至 25ml 容量瓶中，少量多次，直至完全，最后用水合氯醛试液定容。制片时，要选择合适的盖玻片，使液体全部被覆盖在盖玻片下，且不得有外溢现象，不得产生气泡。在显微镜下按"之"字形观察，要观察到全部视野且不可重复计数。取样前应先多次挤按微量移液器，使内外气压相通，减小误差。然后用样品混悬液润洗枪头三次，再进行取样。在取样前，要充分摇匀混悬液，使药材粉末均匀悬浮于液体中，以减少操作误差。应尽量选用瓶口大的容量瓶，使微量

移液器伸到瓶体中部，使取样均匀，结果更准确。

杞菊地黄丸
Qiju Dihuang Wan

【处方】枸杞子 40g，菊花 40g，熟地黄 160g，酒萸肉 80g，牡丹皮 60g，山药 80g，茯苓 60g，泽泻 60g

【制法】以上八味，粉碎成细粉，过筛，混匀。每 100g 粉末用炼蜜 35~50g 加适量的水泛丸，干燥，制成水蜜丸；或加炼蜜 80~110g 制成小蜜丸或大蜜丸，即得。

【性状】本品为棕黑色的水蜜丸、黑褐色的小蜜丸或大蜜丸；味甜、微酸。

【功能与主治】滋肾养肝。用于肝肾阴亏，眩晕耳鸣，羞明畏光，迎风流泪，视物昏花。

【用法与用量】口服。水蜜丸一次 6g，小蜜丸一次 9g，大蜜丸一次 1 丸，一日 2 次。

【来源】《中国药典》

【显微鉴别】

（1）种皮石细胞成片，淡黄色，表面观不规则多角形或长多角形，直径 49~115μm，长至 156μm，垂周壁增厚，深波状或微波状弯曲，层纹较明显；断面观类方形或扁长方形，切向 38~74μm，径向 43~53μm，外壁薄（黏液化），侧壁及内壁增厚，层纹可见（枸杞子）。

（2）花粉粒黄色，类画形，直径 24~344μm，有 3 孔沟，外壁的外层厚于内层，表面为负网状纹饰并具刺，极光切面每裂片 4~5 刺。花粉囊内壁细胞延长，壁具条状或网状增厚（菊花）。

（3）薄壁组织淡灰棕色或黑棕色，细胞大多较缩，界限不明显，含棕色类圆形、长圆形或梭形核状物，直径 8~11μm（熟地黄）。

（4）果皮表皮细胞淡橙黄色，表面观多角形，直径 13~25μm，垂周壁略呈连珠状增厚，外平周壁表面有颗粒状角质增厚（酒萸肉）。

（5）草酸钙簇晶大小不一，直径 9~30μm，含晶薄壁细胞无色，类方形，有的数个细胞纵向连接，簇晶排列成纵行（牡丹皮）。

（6）草酸钙针晶束存在于黏液细胞中，黏液细胞多破碎，针晶长约至 240μm。直径 3~6μm，先端稍尖或平截。淀粉粒多单粒，扁卵形、类圆形或三角状卵形，直径 12~36μm，长约至 47μm，脐点点状、短缝状或"人"字状，层纹可见（山药）。

（7）多糖团块无色，呈不规则颗粒状或末端钝圆短分枝状，遇水合氯醛液迅即黏液化呈胶冻状。菌丝无色，细长，稍弯曲，有的具分枝，直径约 5μm（茯苓）。

（8）中柱薄壁细胞形大，多破碎，有多数椭圆形纹孔相集成的纹孔域，侧面观部分壁具细小连珠状增厚（泽泻）。

【显微定量】

由于菊花的花粉粒显微特征明显，数量众多，结构稳定，易于观察，吴楠选用花粉粒为显微特征物对杞菊地黄丸进行显微定量实验研究。

各样品中菊花百分含量测定：精密称定干燥后的杞菊地黄丸粉末 600mg 各 3 份，按实验方法定容至 25ml 量瓶中，精密吸取 0.02ml 装片，平行装 50 张片，记录菊花显微特征数，按照公式计算菊花百分含量。实验结果见表 3-1-64。

$$样品含量（\%）= \frac{X \cdot V}{V' \cdot W \cdot P} \times 100\%$$

式中　　P——定量药材显微特征常数（个/mg）；

　　　　X——每片盖玻片下药材显微特征常数；

　　　　V——定量药材混悬液总体积（ml）；

　　　　V'——盖玻片下药材混悬液体积（ml）；

　　　　W——药材重量（mg，按干燥品计）。

表 3-1-64 各样品杞菊地黄丸中菊花的显微定量测定

批号	试样编号	样品重量（mg）	每组花粉粒数量平均值（个）	*RSD*（%）	百分含量（%）
9071151	1	600.2	11.91	2.36	6.90
	2	600.3	11.29		
	3	600.4	11.39		
090403	1	601.5	11.14	1.58	6.81
	2	601.3	11.38		
	3	600.2	11.58		
090464	1	600.7	10.89	3.78	6.87
	2	601.4	11.63		
	3	601.2	11.92		
0906004	1	602.1	10.93	2.11	6.45
	2	600.4	11.36		
	3	600.6	11.49		
20081007	1	601.6	11.27	1.34	6.93
	2	601.4	11.39		
	3	601.2	11.64		
08058001	1	602.3	11.38	1.64	6.69
	2	601.0	11.55		
	3	600.6	11.84		

　　菊花花粉粒数量众多，且不含或少含其他显微特征，易于观察计数。基于花粉粒显微鉴定的特点：专属性强、稳定性好、制片简单、特征明显易辨认，建议《中国药典》增加某些花类、含花全草类以及含花类原粉的中成药的花粉粒显微鉴定标准，使花粉粒在显微鉴定中发挥更大作用。

八珍益母丸
Bazhen Yimu Wan

【处方】益母草 200g，党参 50g，麸炒白术 50g，茯苓 50g，甘草 25g，当归 100g，酒白芍 50g，川芎 50g，熟地黄 100g

【制法】以上九味，粉碎成细粉，过筛，混匀。每 100g 粉末用炼蜜 40~50g 加适量的水泛丸，干燥，制成水蜜丸；或加炼蜜 120~140g 制成小蜜丸或大蜜丸，即得。

【性状】本品为棕黑色的水蜜丸、小蜜丸或大蜜丸；微有香气，味甜而微苦。

【功能与主治】益气养血，活血调经。用于气血两虚兼有血瘀所致的月经不调，症见月经周期错后、行经量少、淋漓不净、精神不振、肢体乏力。

【用法与用量】口服。水蜜丸一次 6g，小蜜丸一次 9g，大蜜丸一次 1 丸，一日 2 次。

【来源】《中国药典》

【显微鉴别】

（1）非腺毛 1~3 细胞，直径 10~30μm，长 37~374μm，壁厚 3~12μm，表面具细小疣状突起或光滑，有的可见螺状角质纹理。叶肉细胞含草酸钙针晶，针晶长 2~6μm（益母草）。

（2）有节联结乳汁管直径 9~18μm，管内含油滴及细颗粒状物。石细胞几无色，多角形、类斜方形或类长方形，大多一端或一边尖突，纹孔稀疏，孔沟明显（党参）。

（3）草酸钙针晶不规则地充塞于薄壁细胞中，针晶长 6~18μm。木栓石细胞淡黄色，常与木栓细胞相连，表面观类多角形、类长方形或类方形，直径约 37μm，壁较厚，纹孔及孔沟明显（白术）。

（4）多糖团块无色，呈不规则颗粒状或末端钝圆的分枝状，遇水合氯醛液迅速溶化。菌丝无色或棕色，细长，有的具分枝，直径 2~9μm（茯苓）。

（5）纤维束淡黄色，纤维直径约 17μm，壁极厚，微木化，其周围细胞含草酸钙方晶形成晶纤维，含晶细胞壁不均匀增厚，微木化（甘草）。

（6）纺锤形韧皮薄壁细胞直径 17~29μm，壁稍厚，表面具微细斜向交错的网状纹理，有的具菲薄面弯曲的横隔（当归）。

（7）含糊化淀粉粒细胞无色，类画形、椭圆形、类长方形或圆多角形，直径 60~114μm，淀粉粒轮廓隐约可见。草酸钙簇晶直径 12~29μm，含晶薄壁细胞无色，较小，呈类方形，细胞纵向连接，簇晶排列成行（白芍）。

（8）草酸钙簇晶存在于皱缩的长形薄壁细胞中，类圆形或圆簇状，直径 12~22μm，常数个相聚或排列成行（川芎）。

（9）薄壁细胞淡棕色，多皱缩，细胞界限不清，含棕色类圆形或长梭形核状物，直径 6~14μm（熟地黄）。

【显微定量】

由于益母草的非腺毛形态特征专属性强，结构稳定，易于观察，吴楠选用非腺毛作为益母草的显微特征物进行八珍益母丸显微定量实验研究。

八珍益母丸中益母草的理论配制含量应为 27.8%。其 95%~105% 区间范围是 26.4%~29.2%。样品称样量取 100mg。八珍益母丸中益母草百分含量结果见表 3-1-65。

表 3-1-65　各样品八珍益母丸中益母草的显微定量测定

批号	试样编号	样品重量（mg）	每组花粉粒数量平均值（个）	RSD（%）	百分含量（%）
903506324	1	100.2	57.46	1.97	27.08
	2	100.3	58.67		
	3	100.4	56.89		
20081001	1	101.4	53.46	2.10	27.15
	2	101.2	53.39		
	3	100.1	55.84		
20090203	1	101.5	56.35	2.21	27.92
	2	100.4	56.92		
	3	100.3	54.07		
090217	1	100.1	56.58	2.02	28.64
	2	100.1	58.65		
	3	100.2	56.24		

批号	试样编号	样品重量（mg）	每组花粉粒数量平均值（个）	*RSD*（%）	百分含量（%）
080404	1	101.3	56.73		
	2	101.1	58.46	2.17	29.20
	3	100.5	59.83		
081116	1	100.6	53.93		
	2	100.3	54.62	2.32	26.74
	3	100.2	51.72		

通过对益母草粉末显微特征观察，发现益母草中的非腺毛特征明显，且数量适中，观察较方便。非腺毛经粉碎后过100目筛，有的较完整，有的已破碎。观察时对完整的非腺毛计为1个单位，对于不完整的计为0.5个单位。

第二节　散剂

一、概述

散剂系指原料药物或与适宜的辅料经粉碎、均匀混合制成的干燥粉末状制剂。

散剂可分为口服散剂和局部用散剂。

口服散剂一般溶于或分散于水、稀释液或者其他液体中服用，也可直接用水送服。

局部用散剂可供皮肤、口腔、咽喉、腔道等处应用；专供治疗、预防和润滑皮肤的散剂也可称为撒布剂或撒粉。

散剂在生产与贮藏期间应符合下列有关规定。

1. 供制散剂的原料药物均应粉碎。除另有规定外，口服用散剂为细粉，儿科用和局部用散剂应为最细粉。

2. 散剂中可含或不含辅料。口服散剂需要时亦可加矫味剂、芳香剂、着色剂等。

3. 为防止胃酸对生物制品散剂中活性成分的破坏，散剂稀释剂中可调配中和胃酸的成分。

4. 散剂应干燥、疏松、混合均匀、色泽一致。制备含有毒性药、贵重药或药物剂量小的散剂时，应采用配研法混匀并过筛。

5. 散剂可单剂量包（分）装，多剂量包装者应附分剂量的用具。含有毒性药的口服散剂应单剂量包装。

6. 除另有规定外，散剂应密闭贮存，含挥发性原料药物或易吸潮原料药物的散剂应密封贮存。生物制品应采用防潮材料包装。

7. 散剂用于烧伤治疗如为非无菌制剂的，应在标签上标明"非无菌制剂"；产品说明书中应注明"本品为非无菌制剂"，同时在适应证下应明确"用于程度较轻的烧伤（Ⅰ度或浅Ⅱ度）"；注意事项下规定"应遵医嘱使用"。

凡以中药材原粉入药的中成药制剂，如丸、散、膏、丹、片、锭、胶囊等剂型，均可以应用显微鉴别法进行定性定量分析，通过观察散剂中所含的厚壁性细胞、内含物或某些颗粒状物的性状特征来达到鉴定目的。散剂可查见的厚壁性细胞包括木栓细胞、导管、纤维、石细胞、毛茸和花粉粒等；薄壁细胞中有淀粉粒、菊糖、草酸钙结晶（少数碳酸钙结晶）、硅质块等；分泌组织有分泌细胞、分泌腔（室）、分泌管（道）或乳汁管。

二、常见散剂的显微定量

七厘散
Qili San

【处方】血竭 500g，乳香（制）75g，没药（制）75g，红花75g，儿茶 120g，冰片 6g，人工麝香 6g，朱砂 60g

【制法】以上八味，除人工麝香、冰片外，朱砂水飞成极细粉；其余血竭等五味粉碎成细粉。将人工麝香、冰片研细，与上述粉末配研，过筛，混匀，即得。

【性状】本品为朱红色至紫红色的粉末或易松散的块；气香，味辛、苦，有清凉感。

【功能与主治】化瘀消肿，止痛止血。用于跌仆损伤，血瘀疼痛，外伤出血。

【用法与用量】口服。一次 1~1.5g，一日 1~3 次；外用，调敷患处。

【来源】《中国药典》

【显微鉴别】

（1）不规则块片血红色，周围液体显鲜黄色，渐变红色（血竭）。

（2）不规则团块无色或淡黄色，表面及周围扩散出众多细小颗粒，久置溶化（乳香）。

（3）花冠碎片黄色，有红棕色或黄棕色长管道状分泌细胞；花粉粒圆球形或椭圆形，直径约 60μm，外壁有刺，具 3 个萌发孔（红花）。

（4）不规则细小颗粒暗棕红色，有光泽，边缘暗黑色（朱砂）。

（5）不规则碎块浅黄色，表面具洞穴，洞穴中含微黄色油滴，加苏丹试液油滴呈红色（没药）。

（6）升华物呈不定形无色结晶，大小不一，有圆形小孔，遇香草醛浓硫酸试液显紫红色（冰片）。

（7）不定形分泌物团块黄色或黄棕色，由多数颗粒状物聚集而成，埋有细小方形结晶，另有类圆形油滴，半透明，表面具细点（麝香）。

【显微定量】

刘子薇等利用显微定量法，对七厘散中红花进行显微定量研究。红花粉末中花粉粒的显微特征相对明显和稳固，它的优点是数目很多，在计算数量上有一定优势，能够方便于在显微镜下进行显微定量。红花花粉粒的特点有：颜色是深黄色，在众多显微特征中颜色突出，方便查找；形状多数是类圆球形、椭圆形或橄榄形，外壁上有短刺和疣状雕纹，具有 3 个萌发孔，孔口的形状是类圆形或长圆形。测定方法如下。

［七厘散混悬液的制备］将七厘散干燥后粉碎直到全部过 100 目筛，精确称取干燥后的样品粉末 200mg 各 3 份，通过水合氯醛试液进行数次研磨，到转移到 25ml 容量瓶中，倒入甘油 6ml，水合氯醛试液定容至刻度，摇匀。

［红花药材混悬液的制备］红花样品粉末 3 份（每份 30.0mg 并过 100 目筛）通过水合氯醛试液进行数次研磨，到转移到 25ml 容量瓶中，倒入甘油 6ml，水合氯醛试液定容至刻度，摇匀。

精确吸取七厘散混悬液、红花药材混悬液各 0.02ml 装片，制得的玻片要求混悬液在盖玻片下分布均匀，无气泡，不外溢，每个样品装制 50 张玻片。

察看并记录每张片子中红花花粉粒的数量。取其数目平均值，根据以下公式计算红花花粉粒显微特征常数值和七厘散中红花百分含量。红花样品花粉粒显微特征常数值测定结果见表 3-2-1，七厘散中红花花粉粒的显微定量测定结果见表 3-2-2。

$$P = \frac{X \cdot V}{V_1 \cdot W} \tag{1}$$

式中　P——定量药物的显微特征常数（个 /mg）；

　　　X——每片盖玻片下药物的显微特征数（个）；

　　　V——定量药物混悬液的总体积（ml）；

　　　V_1——盖玻片下药物混悬液的体积（ml）；

　　　W——药物的重量（mg），以干燥品计。

表 3-2-1 红花样品花粉粒显微特征常数值测定结果

试样编号	样品重量（mg）	花粉粒数量平均值（个）	花粉粒显微特征常数（个 /mg）	花粉粒显微特征常数均值（个 /mg）
1	30.02	59.50	2789.68	
2	30.01	60.04	2815.94	2807.19
3	29.97	59.96	2815.94	

$$红花含量（\%）= \frac{X \cdot V}{V_1 \cdot W \cdot P} \times 100\% \qquad （2）$$

式中　X——每片盖玻片下药物显微特征常数；

V——定量药物混悬液总体积（ml）；

V_1——盖玻片下药物混悬液体积（ml）；

W——药物重量（mg），按干燥品计；

P——定量药物显微特征常数（个 /mg）。

表 3-2-2 七厘散中红花花粉粒的显微定量测定

样品编号	样品重量（mg）	花粉粒数量平均值（个）	红花百分含量（%）	红花百分含量平均值（%）	《中国药典》规定含量（%）
1	200.05	37.10	8.12		
	200.03	37.09	8.12	8.23	8.18
	200.02	38.53	8.44		
2	200.01	37.63	8.21		
	200.02	38.09	8.25	8.21	8.18
	199.89	37.92	8.22		
3	200.04	37.61	8.21		
	200.01	37.51	8.19	8.26	8.18
	198.78	38.12	8.37		

本方法能够简便、迅速地判断七厘散中是否含有红花且含量是否充足，可为七厘散的质量评价开辟新的研究思路，为含有红花的中成药显微定量提供参考依据。

五苓散

Wuling San

【**处方**】茯苓 180g，泽泻 300g，猪苓 180g，肉桂 120g，炒白术 180g

【**制法**】以上五味，粉碎成细粉，过筛，混匀，分装，即得。

【**性状**】本品为淡黄色的粉末；气微香，味微辛。

【**功能与主治**】温阳化气，利湿行水。用于阳不化气、水湿内停所致的水肿，症见小便不利、水肿腹胀、呕逆泄泻、渴不思饮。

【**用法与用量**】口服。一次 6~9g，一日 2 次。

【**来源**】《中国药典》

【**显微鉴别**】

（1）不规则分枝状团块无色，遇水合氯醛试液溶化；菌丝无色或淡棕色，直径 4~6μm（茯苓）。

（2）菌丝黏结成团，大多无色；草酸钙方晶正八面体形，直径 32~60μm（猪苓）。

（3）薄壁细胞类圆形，有椭圆形纹孔，集成纹孔群；内皮层细胞垂周壁波状弯曲，较厚，木化，有稀疏细孔沟（泽泻）。

（4）草酸钙针晶细小，长 10~32μm，不规则地充塞于薄壁细胞中（炒白术）。

（5）纤维单个散在，长梭形，直径 24~50μm，壁厚，木化；石细胞类方形或类圆形，壁一面菲薄（肉桂）。

【**显微定量**】

李卫民等利用显微定量法，对五苓散中肉桂进行显微定量研究。肉桂石细胞直径 32~88μm，类方形或类圆形，壁常三面增厚、一面菲薄，似马蹄形，这种石细胞是肉桂粉末中较为明显的显微特征，故可作为《中国药典》中含肉桂的中成药鉴别项下的主要鉴别特征。又由于其数量较多，具有生物学稳定的特性，且形态易于观察和区分，有利于在显微镜下进行显微定量。测定方法如下。

　　[自制五苓散]以《中国药典》收载五苓散中的肉桂（120g）含量为100%，通过改变肉桂药材的称样量，分别称取肉桂56g、87g、120g、156g、194g，茯苓、泽泻、猪苓、炒白术四味药材处方量不变，粉碎成细粉，过筛，混匀，分装，即分别配制肉桂组成含量为50%、75%、100%、125%、150%的五苓散。

　　[混悬液的制备]分别精密称取肉桂药材、五苓散样品、自制五苓散样品0.3000g（各称3份），经水合氯醛多次水飞，分置20ml容量瓶，水合氯醛定容至刻度。

　　分别精密吸取肉桂药材混悬液、五苓散样品混悬液、自制五苓散样品混悬液各0.03ml装片，制得的玻片要求混悬液在盖玻片下分布均匀，无气泡，不外溢。每个样品重复装8个片，取平均值。察看并记录每张片子中肉桂完整石细胞的数量。由以下公式计算肉桂石细胞显微特征常数值，结果见表3-2-3。

$$P = \frac{X \cdot V}{V_1 \cdot W}$$

　　式中　P——定量药物的显微特征常数（个/mg）；

　　　　　X——每片盖玻片下药物的显微特征数（个）；

　　　　　V——定量药物混悬液的总体积（ml）；

　　　　　V_1——盖玻片下药物混悬液的体积（ml）；

　　　　　W——药物的重量（mg），以干燥品计。

表3-2-3　肉桂每毫克显微特征数的测定

每片显微特征数	254	258	254	247	261	249	254	257	250	252
每毫克显微特征数	564.8	573.7	564.8	549.3	580.4	553.7	564.8	571.5	555.9	560.4

　　按以下公式计算肉桂百分含量，五苓散中显微定量检测结果见表3-2-4。

$$含量（\%） = \frac{X \cdot V}{V_1 \cdot W \cdot P} \times 100\%$$

式中　X——每片盖玻片下药物显微特征常数（个）；

　　　V——定量药物混悬液总体积（ml）；

　　　V_1——盖玻片下药物混悬液体积（ml）；

　　　W——药物重量（mg），按干燥品计；

　　　P——定量药物显微特征常数（个/mg）。

表 3-2-4　五苓散中显微定量检测

配制含量（%）	6.65	9.68	2.46	15.14	17.64
检测含量（%）	6.61	9.51	11.88	14.82	17.33

结果：配制含量与检测含量数据进行检验，二者应无显著性差异。说明测定肉桂的显微特征指数用以评价五苓散质量是科学、简便的，可为五苓散的质量控制提供新的途径，为其标准制定提供参考。

五虎散

Wuhu San

【处方】当归 350g，红花 350g，防风 350g，制天南星 350g，白芷 240g

【制法】以上五味，粉碎成细粉，过筛，混匀，即得。

【性状】本品为橘黄色至暗黄色的粉末；气微香，味微辛。

【功能与主治】活血散瘀，消肿止痛。用于跌打损伤，瘀血肿痛。

【用法与用量】温黄酒或温开水送服。一次 6g，一日 2 次；外用，白酒调敷患处。

【来源】《中国药典》

【显微鉴别】

（1）淀粉粒复粒由 8~12 分粒组成（白芷）。

（2）薄壁细胞纺锤形，壁略厚，有极微细的斜向交错纹理（当归）。

（3）花冠碎片黄色，有红棕色或黄棕色长管道状分泌细胞；

花粉粒圆球形或椭圆形，直径约至 60μm，外壁有刺，具 3 个萌发孔（红花）。

（4）油管含金黄色分泌物，直径约 30μm（防风）。

（5）草酸钙针晶成束或散在，长约至 90μm（制天南星）。

【显微定量】

李卫民等利用显微定量法，对五虎散中红花进行显微定量研究。红花粉末中花粉粒的显微特征相对明显和稳固，它的优点是数目很多，在计算数量上有一定优势，能够方便于在显微镜下进行显微定量。测定方法如下。

［自制五虎散］以《中国药典》收载五虎散中的红花（350g）含量为 100%，通过改变红花药材的称样量，分别称取红花 154g、246g、350g、469g、607g，当归、防风、制天南星、白芷四味药材处方量不变，粉碎成细粉，过筛，混匀，即分别配制红花组成含量为 50%、75%、100%、125%、150% 的五虎散。

［混悬液的制备］分别精密称取红花药材、五虎散样品、自制五虎散样品 0.3000g（各称 3 份），经水合氯醛多次水飞，分置 20ml 容量瓶，水合氯醛定容至刻度。

分别精密吸取红花药材混悬液、五虎散样品混悬液、自制五虎散样品混悬液各 0.03ml 装片，制得的玻片要求混悬液在盖玻片下分布均匀，无气泡，不外溢。每个样品重复装 8 个片，取平均值。察看并记录每张片子中红花花粉粒的数量。由以下公式计算红花花粉粒显微特征常数值，结果见表 3-2-5。

$$P = \frac{X \cdot V}{V_1 \cdot W}$$

式中　P——定量药物的显微特征常数（个 /mg）；

　　　X——每片盖玻片下药物的显微特征数（个）；

　　　V——定量药物混悬液的总体积（ml）；

　　　V_1——盖玻片下药物混悬液的体积（ml）；

　　　W——药物的重量（mg），以干燥品计。

表 3-2-5　红花每毫克显微特征数的测定

每片显微特征数	850	835	819	839	881	799	866	854	826	884
每毫克显微特征数	1862.8	1829.9	1794.9	1838.7	1930.8	1754.0	1878.9	1871.6	1810.2	560.4

按以下公式计算红花百分含量，五虎散中显微定量检测结果见表 3-2-6。

$$含量（\%）= \frac{X \cdot V}{V_1 \cdot W \cdot P} \times 100\%$$

式中　X——每片盖玻片下药物显微特征常数；

V——定量药物混悬液总体积（ml）；

V_1——盖玻片下药物混悬液体积（ml）；

W——药物重量（mg），按干燥品计；

P——定量药物显微特征常数（个/mg）。

表 3-2-6　五虎散中显微定量检测

配制含量（%）	11.95	16.61	21.76	25.29	28.96
检测含量（%）	11.97	16.38	21.88	24.96	29.31

结果：配制含量与检测含量数据进行检验，二者应无显著性差异。说明本方法能够简便、迅速地判断五虎散中是否含有红花且含量是否充足，可为五虎散的质量评价开提供参考依据。

五味清浊散

Wuwei Qingzhuo San

【处方】石榴 400g，红花 200g，豆蔻 50g，肉桂 50g，荜茇 50g

【制法】以上五味，粉碎成细粉，过筛，混匀，即得。

【性状】本品为黄棕色的粉末；气香，味酸、辛、微涩。

【功能与主治】开郁消食，暖胃。用于食欲不振，消化不良，胃脘冷痛，满闷嗳气，腹胀泄泻。

【用法与用量】口服。一次 2~3g，一日 1~2 次。

【来源】《中国药典》

【显微鉴别】

（1）石细胞无色，椭圆形或类圆形，壁厚，孔沟细密（石榴）。

（2）石细胞类圆形或类长方形，直径 32~88μm，壁一面菲薄（肉桂）。

（3）内种皮厚壁细胞黄棕色或棕红色，表面观类多角形，壁厚，胞腔含硅质块（豆蔻）。

（4）种皮细胞红棕色，长多角形，壁连珠状增厚（荜茇）。

（5）花粉粒圆球形或椭圆形，直径约至 60μm，外壁有刺，具 3 个萌发孔（红花）。

【显微定量】

（1）肉桂

李卫民等利用显微定量法，对五味清浊散中肉桂进行显微定量研究。肉桂石细胞直径 32~88μm，类方形或类圆形，壁常三面增厚、一面菲薄，似马蹄形，这种石细胞是肉桂粉末中较为明显的显微特征，故可作为《中国药典》中含肉桂的中成药鉴别项下的主要鉴别特征。又由于其数量较多，具有生物学稳定的特性，且形态易于观察和区分，有利于在显微镜下进行显微定量。测定方法如下。

［自制五味清浊散］以《中国药典》收载五味清浊散中的肉桂（50g）含量为 100%，通过改变肉桂药材的称样量，分别称取肉桂 24g、37g、50g、64g、78g，石榴、红花、豆蔻、荜茇四味药材处方量不变，粉碎成细粉，过筛，混匀，即分别配制肉桂组成含量为 50%、75%、100%、125%、150% 的五味清浊散。

［混悬液的制备］分别精密称取肉桂药材、五味清浊散样品、自制五味清浊散样品 0.3000g（各称 3 份），经水合氯醛多次水飞，分置 20ml 容量瓶，水合氯醛定容至刻度。

　　分别精密吸取肉桂药材混悬液、五味清浊散样品混悬液、自制五味清浊散样品混悬液各 0.03ml 装片，制得的玻片要求混悬液在盖玻片下分布均匀，无气泡，不外溢。每个样品重复装 8 个片，取平均值。察看并记录每张片子中肉桂完整石细胞的数量。由以下公式计算肉桂石细胞显微特征常数值，结果见表 3-2-7。

$$P = \frac{X \cdot V}{V_1 \cdot W}$$

　　式中　P——定量药物的显微特征常数（个/mg）；

　　　　　X——每片盖玻片下药物的显微特征数（个）；

　　　　　V——定量药物混悬液的总体积（ml）；

　　　　　V_1——盖玻片下药物混悬液的体积（ml）；

　　　　　W——药物的重量（mg），以干燥品计。

表 3-2-7　肉桂每毫克显微特征数的测定

每片显微特征数	254	258	254	247	261	249	254	257	250	252
每毫克显微特征数	564.8	573.7	564.8	549.3	580.4	553.7	564.8	571.5	555.9	560.4

　　按以下公式计算肉桂百分含量，五味清浊散中显微定量检测结果见表 3-2-8。

$$含量（\%） = \frac{X \cdot V}{V_1 \cdot W \cdot P} \times 100\%$$

　　式中　X：每片盖玻片下药物显微特征常数；

　　　　　V：定量药物混悬液总体积（ml）；

　　　　　V_1：盖玻片下药物混悬液体积（ml）；

　　　　　W：药物重量（mg），按干燥品计；

　　　　　P：定量药物显微特征常数（个/mg）。

表 3-2-8　五味清浊散中显微定量检测

配制含量（%）	3.45	5.09	6.67	8.20	9.68
检测含量（%）	3.19	5.40	6.52	7.46	9.29

结果：配制含量与检测含量数据进行检验，二者应无显著性差异。

对肉桂马蹄形石细胞进行计数时，有的石细胞较完整，有的已被破碎，有的无法判断缺失一面石细胞壁的厚薄。观察时对能看到完整细胞壁和胞腔的石细胞计为 1 个单位；对于破碎的石细胞和只能看到细胞壁看不到胞腔的石细胞不计数。根据本实验统计分析结果得知，可利用肉桂马蹄形石细胞显微特征评价肉桂的质量，从而提供了一种简单、方便、节能的测定方法来评价五味清浊散的质量。

（2）红花

李卫民等利用显微定量法，对五味清浊散中红花进行显微定量研究。红花粉末中花粉粒的显微特征相对明显和稳固，它的优点是数目很多，在计算数量上有一定优势，能够方便于在显微镜下进行显微定量。测定方法如下。

［自制五味清浊散］以《中国药典》收载五味清浊散中的红花（200g）含量为 100%，通过改变红花药材的称样量，分别称取红花 85g、138g、200g、275g、367g，石榴、肉桂、豆蔻、荜茇四味药材处方量不变，粉碎成细粉，过筛，混匀，即分别配制红花组成含量为 50%、75%、100%、125%、150% 的五味清浊散。

［混悬液的制备］分别精密称取红花药材、五味清浊散样品、自制五味清浊散样品 0.3000g（各称 3 份），经水合氯醛多次水飞，分置 20ml 容量瓶，水合氯醛定容至刻度。

分别精密吸取红花药材混悬液、五味清浊散样品混悬液、自制五味清浊散样品混悬液各 0.03ml 装片，制得的玻片要求混悬液在盖玻片下分布均匀，无气泡，不外溢。每个样品重复装 8 个片，取平均值。察看并记录每张片子中红花花粉粒的数量。由以下公式计算红花花粉粒显微特征常数值，结果见表 3-2-9。

$$P = \frac{X \cdot V}{V_1 \cdot W}$$

式中　P——定量药物的显微特征常数（个 /mg）；

　　　　X——每片盖玻片下药物的显微特征数（个）；

　　　　V——定量药物混悬液的总体积（ml）；

　　　　V_1——盖玻片下药物混悬液的体积（ml）；

　　　　W——药物的重量（mg），以干燥品计。

表 3-2-9　红花每毫克显微特征数的测定

每片显微特征数	850	835	819	839	881	799	866	854	826	884
每毫克显微特征数	1862.8	1829.9	1794.9	1838.7	1930.8	1754.0	1878.9	1871.6	1810.2	560.4

按以下公式计算红花百分含量，五味清浊散中显微定量检测结果见表 3-2-10。

$$含量（\%）= \frac{X \cdot V}{V_1 \cdot W \cdot P} \times 100\%$$

X：每片盖玻片下药物显微特征常数

V：定量药物混悬液总体积（ml）

V_1：盖玻片下药物混悬液体积（ml）

W：药物重量（mg），按干燥品计

P：定量药物显微特征常数（个 /mg）

表 3-2-10　五味清浊散中显微定量检测

配制含量（%）	15.38	20.34	26.67	31.25	35.31
检测含量（%）	14.50	20.06	26.50	31.41	35.70

结果：配制含量与检测含量数据进行检验，二者应无显著性差异。说明测定红花的花粉粒的显微特征常数值，可作为五味清浊散中红花质量控制的手段之一。

参苓白术散
Shenling Baizhu San

【处方】人参 100g，茯苓 100g，白术（炒），100g，山药 100g，白扁豆（炒）75g，莲子 50g，薏苡仁（炒）50g，砂仁 50g，桔梗 50g，甘草 100g

【制法】以上十味，粉碎成细粉，过筛，混匀，即得。

【性状】本品为黄色至灰黄色的粉末；气香，味甜。

【功能与主治】补脾胃，益肺气。用于脾胃虚弱，食少便溏，气短咳嗽，肢倦乏力。

【用法与用量】口服。一次 6~9g，一日 2~3 次。

【来源】《中国药典》

【显微鉴别】

（1）草酸钙簇品直径 45~85μm，棱角大多锐尖，稀有较钝者（人参）。

（2）不规则分枝状团块无色，遇水合氯醛试液溶化；菌丝无色或淡棕色，直径 4~6μm（茯苓）。

（3）草酸钙簇晶直径 20~68μm，棱角锐尖（人参）。

（4）草酸钙针晶细小，长 10~32μm，不规则地充塞于薄壁细胞中（白术）。

（5）草酸钙针晶成束存在于黏液细胞中，针晶束甚长大，长 70~126μm，针晶直径约至 5μm（山药）。

（6）纤维束周围薄壁细胞含草酸钙方晶，形成晶纤维（甘草）。

（7）色素层细胞黄棕色或红棕色，表面观呈类长方形、类多角形或类圆形（莲子）。

（8）种皮栅状细胞长 80~150μm（白扁豆）。

（9）内种皮厚壁细胞黄棕色或棕红色，表面观类多角形，壁厚，胞腔含硅质块（砂仁）。

（10）有节联结乳汁管直径 14~25μm，含淡黄色颗粒状物

（桔梗）。

（11）淀粉粒聚集成团，单粒圆多角形或类圆形，脐点三叉状或星状，遇碘液显橙黄色（薏苡仁）。

【显微定量】

鞠爱华等利用显微定量法，对参苓白术散中人参进行显微定量研究。人参中含有晶瓣较窄、棱角较尖或锐尖的簇晶，大多存在于薄壁细胞和细胞间隙中。草酸钙簇晶直径 20~68μm，棱角锐尖，以草酸钙簇晶作为显微特征数，测定方法如下。

［自制参苓白术散］按上述处方及制法制得。参苓白术散中茯苓的理论配制含量应为 12.90%。其 95%~105% 区间范围是12.26%~13.55%。

［混悬液的制备］分别精密称取参苓白术散样品、自制参苓白术散样品 300mg（各称 3 份），经水合氯醛多次水飞，分置25ml 容量瓶，水合氯醛定容至刻度。

分别精密吸取参苓白术散样品混悬液、自制参苓白术散样品混悬液各 0.02ml 装片，制得的玻片要求混悬液在盖玻片下分布均匀，无气泡，不外溢。每个样品重复装 8 个片，取平均值。察看并记录每张片子中人参簇晶显微的数量。由以下公式计算人参簇晶显微特征常数值。

$$P = \frac{X \cdot V}{V_1 \cdot W}$$

式中　P——定量药物的显微特征常数（个/mg）；

　　　　X——每片盖玻片下药物的显微特征数（个）；

　　　　V——定量药物混悬液的总体积（ml）；

　　　　V_1——盖玻片下药物混悬液的体积（ml）；

　　　　W——药物的重量（mg），以干燥品计。

按以下公式计算人参簇晶百分含量。

$$含量（\%）= \frac{X \cdot V}{V_1 \cdot W \cdot P} \times 100\%$$

式中　X——每片盖玻片下药物显微特征常数；

　　　V——定量药物混悬液总体积（ml）；

　　　V_1——盖玻片下药物混悬液体积（ml）；

　　　W——药物重量（mg），按干燥品计；

　　　P——定量药物显微特征常数（个/mg）。

结果：配制含量与检测含量数据进行检验，二者应无显著性差异。本实验通过测定参苓白术散中人参所含的簇晶显微特征指数，提供了一个较为简便、准确、易于掌握的定量方法。

珠黄散

Zhuhuang San

【处方】人工牛黄 500g，珍珠 500g

【制法】以上二味，珍珠研成细粉，再用水飞法研成最细粉，然后与人工牛黄配研，过筛，混匀，制成 1000g，即得。

【性状】本品为淡黄色的粉末；气腥。

【功能与主治】清热解毒，祛腐生肌。用于热毒内蕴所致的咽痛、咽部红肿、糜烂、口腔溃疡久不收敛。

【用法与用量】取药少许吹患处，一日 2~3 次。

【来源】《中国药典》

【显微鉴别】

不规则碎块无色或淡绿色，半透明，有光泽，有时可见细密波状纹理（珍珠）。

【显微定量】

鞠爱华等利用显微定量法，对珠黄散中珍珠进行显微定量研究。珍珠中含有不规则碎块无色或淡绿色，半透明，有光泽，有时可见细密波状纹理，以珍珠不规则碎片作为显微特征数，测定方法如下。

［自制珠黄散］按上述处方及制法制得。珠黄散中珍珠的理论配制含量应为 50%。其 95%~105% 区间范围是 47.5%~52.5%。

　　[珠黄散每毫克显微特征数测定] 取珠黄散 2g，干燥至恒重后精密称取 0.015g、0.02g、0.025g、0.03g、0.035g、0.04g，分别与水合氯醛试液多次共研至呈混悬液，并入 5ml 容量瓶内，定容至刻度。

　　对上述每份溶液用微量刻度吸管精密吸取 0.03ml、0.04ml、0.05ml 进行装片观察计数。每份重复装 6 片，每片观察 16 个视野，取其平均值。以珍珠不规则碎片为显微特征计数物，其碎片多呈无色，表面显颗粒性，碎片均有多数薄片重叠而成，可见致密的成层线条或极细密的微波状纹理，有的表面具裂隙。以碎片长度在 40μm 以上者为计数范围，同法处理自制珠黄散。

　　将珍珠检测含量为横坐标，每毫克显微特征数为纵坐标作图，结果经回归分析，证明含量与每毫克特征数呈显著的线性相关性，其回归方程为：$y=3.65x+0.0163$，$r=0.9999$。珍珠每毫克显微特征数的测定结果见表 3-2-11，珠黄散中显微定量检测结果见表 3-2-12。

表 3-2-11　珍珠每毫克显微特征数的测定

显微特征数均值	32	43	54	42	56	71	54	73	92
每毫克显微个数	365	365	366	360	362	366	364	370	372
显微特征数均值	66	88	111	77	103	128	88	118	147
每毫克显微个数	366	363	369	367	365	365	364	366	366

表 3-2-12　珠黄散中显微定量检测

生产单位	检测含量（%）	配制含量（%）
某药厂	49.94~50.11	50
按标准自制	50.01~50.31	50

　　本方法能够简便、迅速地判断珠黄散中是否含有珍珠且含量是否充足，可为珠黄散的质量评价开辟新的研究思路。

小儿脐风散

Xiao'er Qifeng San

【处方】全蝎 60g，猪牙皂 120g，大黄 120g，当归 18g，巴豆霜 6g，硇砂（炙）6g，朱砂 330g，牛黄 3g

【制法】以上八味，除硇砂、牛黄外，朱砂水飞或粉碎成极细粉；其余全蝎等五味粉碎成细粉，将硇砂、牛黄研细，与上述粉末配研，过筛，混匀，即得。

【性状】本品为朱红色的粉末；气微，味苦、辛。

【功能与主治】清热祛风，镇惊祛痰。用于初生小儿胎火内热引起的睡卧易惊，啼哭不安，身热面赤，咳嗽痰多，大便不通，惊风抽搐。

【用法与用量】口服，一次 0.075g。

【来源】中药部颁标准

【显微鉴别】

（1）草酸钙簇晶大，直径 60~140μm。薄壁细胞纺锤形，壁略厚，有极微细的斜向交错纹理（当归）。

（2）不规则细小颗粒暗棕红色，有光泽，边缘暗黑色（朱砂）。

（3）纤维束淡黄色，周围细胞含草酸钙方晶及少数簇晶，形成晶纤维，常伴有类方形厚壁细胞（猪牙皂）。

（4）体壁碎片淡黄色至黄色，有网状纹理及圆形毛窝，有时可见棕褐色刚毛（全蝎）。

【显微定量】

（1）猪牙皂

杨来秀等利用显微定量法，对小儿脐风散中猪牙皂进行显微定量研究。猪牙皂中含有淡黄色纤维束，周围细胞含草酸钙方晶及少数簇晶，形成晶纤维，常伴有类方形厚壁细胞，以石细胞作为显微特征数，测定方法如下。

［猪牙皂每毫克含石细胞数的测定］取猪牙皂 10g，粉碎

过 100 目筛，各精密称取 0.05g、0.10g、0.15g、0.20g、0.25g、0.30g，分别用水合氯醛试剂多次水飞，并入 5ml 容量瓶，用水合氯醛液调至刻度。对上述各份混悬液分别用微量吸管精密量取 0.03ml、0.04ml、0.05ml 装片，于显微镜下观察 25 个视野，以石细胞为显微特征物计数，每个体积重复装 6 片，取 6 片平均值为一个数，检测数据按以下公式计算。猪牙皂每毫克含石细胞数的测定结果见表 3-2-13。

$$猪牙皂每毫克含石细胞数 = \frac{X \cdot V}{V_1 \cdot W}$$

式中　X——25 个视野石细胞数之和（6 片的平均数）；

　　　V——混悬液总体积（ml）；

　　　V_1——盖玻片下混悬液体积（ml）；

　　　W——药材称取量（mg）。

表 3-2-13　猪牙皂每毫克含石细胞数的测定结果

样品重量（g）	样品体积（ml）	石细胞平均数	每毫克含猪牙皂石细胞数
0.05	0.03	19.00	62.77
	0.04	25.00	61.94
	0.05	31.33	62.10
0.10	0.03	37.00	57.64
	0.04	50.50	59.00
	0.05	62.00	57.95
0.15	0.03	59.23	66.70
	0.04	75.50	63.12
	0.05	91.00	60.87
0.20	0.03	73.67	64.42
	0.04	90.83	57.57
	0.05	113.50	59.55
0.25	0.03	100.00	66.16
	0.04	122.83	60.95
	0.05	148.83	59.08

样品重量（g）	样品体积（ml）	石细胞平均数	每毫克含猪牙皂石细胞数
0.30	0.03	115.83	64.05
	0.04	145.33	60.27

［中成药小儿脐风散中猪牙皂的含量测定］精密称取小儿脐风散 0.15g、0.20g、0.25g、0.30g、0.35g、0.40g，配制及检测同前。小儿脐风散中猪牙皂的含量测定结果见表 3-2-14。

$$猪牙皂含量（\%）= \frac{X \cdot V}{V_1 \cdot W \cdot n} \times 100\%$$

式中，n 为纯净药材石细胞个数，其余同前。

表 3-2-14 小儿脐风散中猪牙皂的含量测定结果

检查项目	检测含量（%）	规定含量（%）
小儿脐风散	18.20~18.49	18.26

（2）全蝎

杨来秀等利用显微定量法，对小儿脐风散中全蝎进行显微定量研究。全蝎中含淡黄色至黄色体壁碎片，有网状纹理及圆形毛窝，有时可见棕褐色刚毛，以横纹肌纤维数为特征数进行测定，测定方法如下。

［全蝎每毫克含横纹肌纤维数的测定］取干燥全蝎，粉碎过 100 目筛。精密称取 50mg、100mg、150mg、200mg、250mg、300mg，分别用稀甘油多次水飞，并入 5ml 量瓶中，用稀甘油定容。

对上述各份混悬液分别精密量取 0.03ml、0.04ml、0.05ml 进行装片，于显微镜下观察横纹肌纤维计数。每个体积重复装 6 片，每片观察 16 个视野，6 片平均值为该浓度混悬液显微特征数。按以下公式计算，全蝎每毫克含横纹肌纤维数的测定结果见表 3-2-15。

$$特征物个数（个/mg）= \frac{X \cdot V}{V_1 \cdot W} \qquad （1）$$

式中　X——16个视野石细胞数之和（6片的平均数）；

　　　V——混悬液总体积（ml）；

　　　V_1——盖玻片下混悬液总体积（ml）；

　　　W——药材称取量（mg）。

按公式 $\bar{X} \pm t_{1-\frac{\alpha}{2}} \times \frac{S}{\sqrt{n}}$ 对18次实验结果进行统计学处理，计算出每毫克全蝎所含横纹肌纤维数为 29.66 ± 0.50（$\alpha < 0.05$）。

将全蝎的检测含量与每毫克横纹肌数进行相关分析，表明二者呈显著的线性正相关（$r=0.9999$，$\alpha=0.05$），回归方程：$y=29.66x+9.0 \times 10^{-4}$。

对回归方程进行方差分析，回归方程确有意义。由上可知：只要测得检品中全蝎每毫克横纹肌纤维数，就可从回归方程中求得全蝎的百分含量。

表 3-2-15　全蝎每毫克含横纹肌纤维数的测定

样品重量（mg）	样品混悬液体积（ml）	横纹肌纤维平均数量	每毫克含横纹肌纤维数
49.6	0.03	9.33	31.35
	0.04	11.83	29.81
	0.05	14.00	28.23
102.0	0.03	18.17	29.69
	0.04	25.17	30.85
	0.05	31.50	30.88
150.8	0.03	28.17	31.13
	0.04	35.67	29.57
	0.05	43.00	28.51
199.9	0.03	35.88	29.91
	0.04	46.00	28.76
	0.05	56.83	28.43

续表

样品重量（mg）	样品混悬液体积（ml）	横纹肌纤维平均数量	每毫克含横纹肌纤维数
250.6	0.03	46.33	30.81
	0.04	60.00	29.93
	0.05	71.50	28.53
0.30	0.03	53.00	29.37
	0.04	70.17	29.16
	0.05	87.17	28.98

［中成药小儿脐风散中全蝎的含量测定］分别精密称取脐风散 100mg、125mg、150mg、175mg、200mg、225mg，配制及检测同前，据以下公式计算脐风散中全蝎的百分含量，结果见表 3-2-16。

$$全蝎含量（\%）= \frac{X \cdot V}{V_1 \cdot W \cdot n} \times 100\%$$

式中，n 为纯净药材每毫克显微特征数，其余同前。

表 3-2-16　小儿脐风散中全蝎的含量测定

检测项目	检测含量（%）	规定含量（%）
小儿脐风散	9.58~10.35	10.05

由以上实验可知，测定猪牙皂和全蝎的显微特征指数用以评价小儿脐风散质量是科学、简便的，可为小儿脐风散的质量控制提供参考。

蛇胆川贝散

Shedan Chuanbei San

【处方】蛇胆汁 100g，川贝母 600g

【制法】以上二味，川贝母粉碎成细粉，与蛇胆汁混匀，干燥，粉碎，过筛，即得。

【性状】本品为浅黄色至浅棕黄色的粉末；味甘、微苦。

【功能与主治】清肺，止咳，除痰。用于肺热咳嗽，痰多。

【用法与用量】口服。一次 0.3~0.6g，一日 2~3 次。

【来源】《中国药典》

【显微鉴别】

淀粉粒广卵形或贝壳形，直径 40~64μm，脐点短缝状、"人"字状或马蹄状，层纹可察见（川贝母）。

【显微定量】

刘训红等利用显微定量法，对蛇胆川贝散中川贝母进行显微定量研究。川贝母中含淀粉粒广卵形或贝壳形，直径 40~64μm，脐点短缝状、"人"字状或马蹄状，层纹可察见，以淀粉粒为特征数进行测定。测定方法如下。

精密称取样品（检测前测定含水量）适量，加入甘油稀碘液作为混悬剂配制一定重量的混悬液；吸取适量混悬液装片；按 25 个视野分布图观察，计数。在高倍镜下（10×40）统计川贝母淀粉粒数。按下列公式分别计算纯净药材每毫克特征微粒数及中成药中该药材的百分含量。

$$P = \frac{n_1 \cdot A_1 \cdot M_1}{a \cdot m_1 \cdot W_1}$$

$$含量（\%）= \frac{n \cdot A \cdot M}{a \cdot m \cdot W \cdot P} \times 100\%$$

式中　P——混合检品中某一纯净药材每毫克所具有的特征微粒常数值；

　　　n——25 个视野中混合检品中某一药材的特征微粒总数（总长度或总面积）；

　　　A——检测混合检品时盖玻片面积（mm^2）；

　　　a——检测混合检品或某一纯净药材时 25 个视野面积（mm^2）；

　　　M——检测混合检品时混悬液重量（mg）；

　　　m——检测混合检品时盖玻片下混悬液重量（mg）；

　　　W——混合检品的重量（mg）。

n_1、A_1、M_1、m_1、W_1 为常数值测定时的表示符号。

［纯净药材每毫克特征微粒数的测定］依法对川贝母每毫克特征微粒数或长度进行了测定，结果经统计处理，川贝母每毫克淀粉粒数为 251441 ± 3991。

［对照品中成药的含量测定］依法对对照品中成药（按药典或有关药品标准要求自制）蛇胆川贝散中川贝母进行了含量测定，测定结果见表 3-2-17。

表 3-2-17　对照品中川贝母的含量测定

检测药材	处方投料量	10 次检测含量均值（%）	变异系数（%）
川贝母	85.71	85.46	0.5

将实际投料量和 10 次检测含量均值（%）分别进行检验，两者应无明显差异。

［商品中成药的含量测定］依法对商品中成药进行了含量分析，经统计处理，检测结果与药品标准配方含量基本相符。测定结果见表表 3-2-18。

表 3-2-18　商品蛇胆川贝散中川贝母的含量测定

检测药材	6 次检测含量均值（%）	变异系数（%）
川贝母	85.29	1.0

本方法能够简便、迅速地判断蛇胆川贝散中是否含有川贝母且含量是否充足，可为蛇胆川贝散的质量评价开辟新的研究思路。

高勒图 – 宝日 –6（清咽六味散）
Qingyan Liuwei San

【处方】丁香 250g，石膏 150g，甘草 150g，木香 100g，诃子 100g，玉簪花 100g

【制法】以上六味，粉碎成细粉，过筛，混匀，即得。

【性状】本品为浅黄粉末；气芳香，味甘、微辛。

【功能与主治】理肺，清咽。用于外感咳嗽，失音声哑，咽喉肿痛。

【用法与用量】口服。一次 1.5~3g，一日 1~2 次。

【来源】卫生部药品标准 蒙药第一册

【显微鉴别】

（1）花粉粒众多，极面观三角形，赤道表面观双凸镜形，具 3 副合沟（丁香）。

（2）石细胞类方形、类多角形或呈纤维状，直径 14~40μm，长至 130μm，壁厚，孔沟细密（诃子）。

【显微定量】

杨来秀等利用显微定量法，对清咽六味散中川贝母中丁香、诃子进行显微定量研究。丁香中含花粉粒众多，极面观三角形，赤道表面观双凸镜形，具 3 副合沟。诃子中石细胞类方形、类多角形或呈纤维状，直径 14~40μm，长至 130μm，壁厚，孔沟细密。以花粉粒为丁香特征数、以石细胞为诃子特征数进行测定，测定方法如下。

［丁香、诃子每毫克显微特征数测定］取丁香 25g，粉碎过 100 目筛，精密称取 0.05g、0.10g、0.15g、0.20g、0.25g、0.30g，分别用水合氯醛试液多次水飞，并入 5ml 容量瓶中，添至刻度。同法制得诃子的系列标准溶液。

对上述丁香的每份混悬液分别用微量刻度吸管精密吸取 0.03ml、0.04ml、0.05ml；而诃子吸取 0.06ml、0.07ml、0.08ml，进行装片。丁香以花粉粒、诃子以石细胞为显微特征物观察计数，每个体积重复装 6 片，每片观察 25 个视野，取 6 片平均值为一个数，按以下公式计算，结果见表 3-2-19、表 3-2-20。

$$显微特征数（ml）= \frac{X \cdot V}{V_1 \cdot W}$$

式中　X——25 个视野显微特征数之和（6 片的平均值）；

V——混悬液总体积（ml）；

V_1——盖玻片下混悬液体积（ml）；

W——药材称取量（mg）。

表 3-2-19　丁香每毫克显微特征数的测定

显微特征均数	5.00	6.33	8.00	9.67	13.17	16.67	14.50	20.17	24.33	20.00
每毫克显微个数	16.55	15.73	15.89	15.02	16.37	16.58	16.08	16.77	16.19	16.70
显微特征均数	25.33	32.17	25.00	33.33	38.83	29.83	38.17	46.67	/	/
每毫克显微个数	15.86	16.11	16.67	16.67	15.54	16.58	15.90	15.56	/	/

表 3-2-20　诃子每毫克显微特征数的测定

显微特征均数	33.00	36.67	41.50	69.67	79.33	86.50	97.67	101.67	117.00	114.17
每毫克显微个数	55.57	55.02	52.51	56.33	54.99	52.46	53.37	47.62	47.95	48.00
显微特征均数	150.17	161.33	141.83	160.83	182.17	199.17	209.33	245.83	/	/
每毫克显微个数	54.12	50.87	46.98	45.66	45.25	53.01	47.75	49.07	/	/

〔丁香、诃子混合粉末显微特征数及百分含量的测定〕将过100目筛，恒重的丁香、诃子粉末分别与木香粉末按不同比例配制，充分混匀，各精密称取 0.2g，按上法配制成不同比例的系列溶液。

丁香各取 0.04ml，诃子各取 0.06ml 装片。同上检测，按公式计算混合粉末中丁香、诃子的百分含量。结果见表 3-2-21、表 3-2-22。

$$含量（\%）= \frac{X \cdot V}{V_1 \cdot W \cdot N} \times 100\%$$

式中，N 为纯净药材每毫克显微特征数，其余同前。

表 3-2-21 混合粉末中丁香显微特征数及百分含量的检测

配制含量（%）	显微特征均数	每毫克显微个数	检测含量（%）
10.06	2.67	1.67	10.28
19.92	5.17	3.22	19.86
29.94	7.67	4.79	29.56
40.05	10.33	6.46	39.83
49.95	12.83	8.01	49.41
59.94	15.50	9.68	59.73

表 3-2-22 混合粉末中诃子显微特征数及百分含量的检测

配制含量（%）	显微特征均数	每毫克显微个数	检测含量（%）
10.31	12.33	5.31	10.10
20.23	24.50	10.18	20.03
29.95	36.83	14.81	29.16
39.46	48.67	20.17	39.69
50.12	61.33	25.44	50.07
60.10	73.33	30.48	59.98

［清咽六味散的丁香、诃子含量测定］精密称取清咽六味散 0.25g、0.30g、0.35g、0.40g、0.45g、0.50g，配制及检测同前。结果见表 3-2-23、表 3-2-24。

表 3-2-23 清咽六味散中丁香的含量测定

生产单位	检测含量（%）	规定含量（%）
某制药厂	29.05~29.86	29.41
按标准自配	29.03~29.82	29.41

表 3-2-24 清咽六味散中诃子的含量测定

生产单位	检测含量（%）	规定含量（%）
某制药厂	11.49~11.84	11.76
按标准自配	11.36~11.82	11.76

本次研究所使用的方法可以凭借简便快捷的优势准确地判定常用成药清咽六味散中是否含有中药丁香、诃子，以及丁香、诃子的投药量是否符合处方要求，为清咽六味散的质量评价提供了新的有效的研究方法。

第三节　片剂

一、概述

片剂系指原料药物或与适宜的辅料制成的圆形或异形的片状固体制剂。

中药还有浸膏片、半浸膏片和全粉片等。

片剂以口服普通片为主，另有含片、舌下片、口腔贴片、咀嚼片、分散片、可溶片、泡腾片、阴道片、阴道泡腾片、缓释片、控释片、肠溶片与口崩片等。

含片　系指含于口腔中缓慢溶化产生局部或全身作用的片剂。

含片中的原料药物一般是易溶性的，主要起局部消炎、杀菌、收敛、止痛或局部麻醉等作用。

舌下片　系指置于舌下能迅速溶化，药物经舌下黏膜吸收发挥全身作用的片剂。

舌下片中的原料药物应易于直接吸收，主要适用于急症适的治疗。

口腔贴片　系指粘贴于口腔，经黏膜吸收后起局部或全身作用的片剂。

口腔贴片应进行溶出度或释放度检查。

咀嚼片　系指于口腔中咀嚼后吞服的片剂。

咀嚼片一般应选择甘露醇、山梨醇、蔗糖等水溶性辅料作填充剂和黏合剂。咀嚼片的硬度应适宜。

分散片 系指在水中能迅速崩解并均匀分散的片剂。

分散片中的原料药物应是难溶性的。分散片可加水分散后口服，也可将分散片含于口中吮服或吞服。

分散片应进行溶出度和分散均匀性检查。

可溶片 系指临用前能溶解于水的非包衣片或薄膜包衣片剂。

可溶片应溶解于水中，溶液可呈轻微乳光。可供口服、外用、含漱等用。

泡腾片 系指含有碳酸氢钠和有机酸，遇水可产生气体而呈泡腾状的片剂。泡腾片不得直接吞服。

泡腾片中的原料药物应是易溶性的，加水产生气泡后应能溶解。有机酸一般用枸橼酸、酒石酸、富马酸等。

阴道片与阴道泡腾片 系指置于阴道内使用的片剂。阴道片和阴道泡腾片的形状应易置于阴道内，可借助器具将其送入阴道。阴道片在阴道内应易溶化、溶散或融化、崩解并释放药物，主要起局部消炎杀菌作用，也可给予性激素类药物。具有局部刺激性的药物，不得制成阴道片。

阴道片应进行融变时限检查。阴道泡腾片还应进行发泡量检查。

缓释片 系指在规定的释放介质中缓慢地非恒速释放药物的片剂。缓释片应符合缓释制剂的有关要求并应进行释放度检查。除说明书标注可掰开服用外，一般应整片吞服。

控释片 系指在规定的释放介质中缓慢地恒速释放药物的片剂。控释片应符合控释制剂的有关要求并应进行释放度检查。除说明书标注可掰开服用外，一般应整片吞服。

肠溶片 系指用肠溶性包衣材料进行包衣的片剂。

为防止原料药物在胃内分解失效、对胃的刺激或控制原料药物在肠道内定位释放，可对片剂包肠溶衣；为治疗结肠部位疾病等，可对片剂包结肠定位肠溶衣。除说明书标注可掰开服用外，一般不得掰开服用。

肠溶片除另有规定外，应符合迟释制剂的有关要求，并进行释放度检查。

口崩片 系指在口腔内不需要用水即能迅速崩解或溶解的片剂。

一般适合于小剂量原料药物，常用于吞咽困难或不配合服药的患者。可采用直接压片和冷冻干燥法制备。

口崩片应在口腔内迅速崩解或溶解、口感良好、容易吞咽，对口腔黏膜无刺激性。

除冷冻干燥法制备的口崩片外，口崩片应进行崩解时限检查。对于难溶性原料药物制成的口崩片，还应进行溶出度检查。对于经肠溶材料包衣的颗粒制成的口崩片，还应进行释放度检查。

采用冷冻干燥法制备的口崩片可不进行脆碎度检查。

片剂在生产与贮藏期间应符合下列规定。

1. 原料药物与辅料应混合均匀。含药量小或含毒、剧药的片剂，应根据原料药物的性质采用适宜方法使其分散均匀。

2. 凡属挥发性或对光、热不稳定的原料药物，在制片过程中应采取遮光、避热等适宜方法，以避免成分损失或失效。

3. 压片前的物料、颗粒或半成品应控制水分，以适应制片工艺的需要，防止片剂在贮存期间发霉、变质。

4. 片剂通常采用湿法制粒压片、干法制粒压片和粉末直接压片。干法制粒压片和粉末直接压片可避免引入水分，适合对湿热不稳定的药物的片剂制备。

5. 根据依从性需要，片剂中可加入矫味剂、芳香剂和着色剂等，一般指含片、口腔贴片、咀嚼片、分散片、泡腾片、口崩片等。

6. 为增加稳定性、掩盖原料药物不良臭味、改善片剂外观等，可对制成的药片包糖衣或薄膜衣。对一些遇胃液易破坏、刺激胃黏膜或需要在肠道内释放的口服药片，可包肠溶衣。必要时，薄膜包衣片剂应检查残留溶剂。

7. 片剂外观应完整光洁，色泽均匀，有适宜的硬度和耐磨性，以免包装、运输过程中发生磨损或破碎，除另有规定外，非包衣片应符合片剂脆碎度检查法的要求。

8. 片剂的微生物限度应符合要求。

9. 根据原料药物和制剂的特性，除来源于动、植物多组分且难以建立测定方法的片剂外，溶出度、释放度、含量均匀度等应符合要求。

10. 片剂应注意贮存环境中温度、湿度以及光照的影响，除另有规定外，片剂应密封贮存。

二、常见片剂的显微定量

牛黄解毒片
Niuhuang Jiedu Pian

【处方】人工牛黄 5g，雄黄 50g，石膏 200g，大黄 200g，黄芩 150g，桔梗 100g，冰片 25g，甘草 50g

【制法】以上八味，雄黄水飞成极细粉；大黄粉碎成细粉；人工牛黄，冰片研细；其余黄芩等四味加水煎煮二次，每次 2h，滤过，合并滤液，滤液浓缩成稠膏或干燥成干浸膏，加入大黄、雄黄粉末，制粒，干燥，再加入人工牛黄、冰片粉末，混匀，压制成 1000 片（大片）或 1500 片（小片），或包糖衣或薄膜衣，即得。

【性状】本品为素衣、糖衣片或薄膜衣片，素片或包衣片除去包衣后显棕黄色；有冰片香气，味微苦、辛。

【功能与主治】清热解毒。用于火热内盛，咽喉肿痛，牙龈肿痛，口舌生疮，目赤肿痛。

【用法与用量】口服。小片一次 3 片，大片一次 2 片，一日 2~3 次。

【注意】孕妇禁用。

【来源】《中国药典》

【显微鉴别】

（1）草酸钙簇晶大，直径 60~140μm（大黄）。

（2）不规则碎块金黄色或橙黄色，有光泽（雄黄）。

【显微定量】

王玉珏等用比色法和显微定量法对比测定了牛黄解毒片中大黄的含量。研究结果表明，显微定量法可以作为片剂质量标准的参考方法。牛黄解毒片只有大黄是以粉末入药的植物，大而众多的草酸钙簇晶可作为测定的显微特征。

（1）显微定量法

［标准曲线的制作］取大黄约 30g，粉碎过 100 目筛，于 105℃ 干燥至恒重，精密称取 0.05g、0.10g、0.15g、0.20g、0.25g、0.30g，分别用水合氯醛液多次研磨使其均匀，定容于 25ml 容量瓶中，添加水合氯醛至刻度。对上述各份，精密吸取 0.01ml、0.02ml、0.03ml 分装 6 片，在显微镜下观察，计取特征数的平均值。以 x（g/25ml）为横坐标，y（显微特征数量）为纵坐标，回归方程为：$y=53140.06x-3562.41$，相关系数 $r=0.9957$。

［含量测定］分别取各厂家牛黄解毒片 10 片，去糖衣，粉碎，过 100 目筛。精密称取 0.2g 各 3 份，按上法配成 25ml 混悬液，每份取 0.02ml 装 6 片，观察特征数，测定含量。

（2）分光光度法

［标准曲线的制备］精密称取 1,8-二羟基蒽醌标准品 10mg，用甲醇定容于 100ml 容量瓶中。准确吸取标准液 0.5ml、1.0ml……5.0ml 分别置于 25ml 容量瓶中，水浴蒸去甲醇，加 0.5% 醋酸镁甲醇液至刻度，用显色剂作空白，在 510nm 处测吸收值。以浓度为横坐标，吸收值为纵坐标，回归方程：$A=0.04436C-0.02109$，$r=0.9941$。

［空白实验］用淀粉代替大黄粉末，按《中国药典》工艺

规程把其他七味药做成空白制剂，依上法测吸收值。当重量为
0.5001g、0.5003g、0.5000g、0.4998g、0.5000g 时，吸收值分别
为 0.0058、0.0061、0.0057、0.0060、0.0061。其结果表明，其他
成分对测定的吸收值干扰很小。

[样品中总蒽醌的测定方法] 精密称取去糖衣过 100 目筛的
牛黄解毒片 0.5g，加 2mol/L 盐酸 10ml，回流 2.5h，然后加氯仿
30ml 回流 1h，吸出氯仿液，用氯仿洗残渣至无色。合并氯仿液，
用蒸馏水洗至中性，加少量无水硫酸钠脱水，回收氯仿，残渣用
显色剂定量转移入 25ml 容量瓶中，定容至刻度，测吸收值。

称取大黄粉末适量，按上述方法提取测定，计算结果。1g
大黄相当于 15.31mg 1,8- 二羟基蒽醌。测定结果见表 3-3-1。

[回收率测定] 用自制模拟标准片进行回收率测定，显微定
量法回收率的平均值为 98.9%，比色法回收率的平均值为 100.4%

表 3-3-1　牛黄解毒片中大黄含量测定结果

编号	批号	厂家地址	显微定量（%）	比色法（%）
0	—	自制模拟标准片	45.4	46.1
1	870524	南京	—	20.9
2	870528	北京	—	30.7
3	870612	内蒙古	48.3	46.6
4	870905	上海	28.1	30.8
5	870902	辽宁	37.6	42.6
6	871120	黑龙江	35.9	39.8
4	871207	河南	36.0	36.0
8	880106	陕西	—	42.6
9	880115	山东	39.9	35.7
10	880223	吉林	14.0	16.4
11	880422	安徽	12.0	23.4
12	880424	湖北	40.3	23.6
13	880425	浙江	15.0	29.6
14	880505	广州	13.0	29.1

续表

编号	批号	厂家地址	显微定量（%）	比色法（%）
15	880609	广西	13.0	28.7
16	880610	甘肃	12.5	28.9
17	880709	湖南	34.6	43.2
18	880902	福建	12.3	26.2

测定结果表明，显微定量法可以作为中药原料全部以粉末入药或部分以粉末入药，且有明显显微特征的中药制剂或中间产品的质量控制，测定虽然比较费时，但对不具备现代化检测仪器的厂家或单位是可以利用的。

在显微测定过程中，1、2和8号厂家的牛黄解毒片无大黄草酸钙簇晶显微特征，但比色法测定证明有蒽醌存在，笔者认为该厂家系用大黄提取物入药，可能存在违规生产的问题。显微定量法不但能够定量测定中药制剂中以生粉入药的药味，也能发现以提取物替代药材投料的违规生产行为。

羚羊感冒片
Lingyang Ganmao Pian

【处方】羚羊角 3.4g，牛蒡子 109g，淡豆豉 68g，金银花164g，荆芥 82g，连翘 164g，淡竹叶 82g，桔梗 109g，薄荷素油0.68ml，甘草 68g

【制法】以上十味，羚羊角锉研成细粉；桔梗及金银花82g粉碎成细粉，过筛，混匀；荆芥、连翘提取挥发油，蒸馏后的水溶液另器保存；药渣与淡竹叶、牛蒡子、甘草、淡豆豉加水煎煮二次，每次 2h，合并煎液，滤过，滤液加入上述水溶液，浓缩至适量；剩余金银花热浸二次，每次 2h，合并浸出液，滤过，滤液浓缩至适量，与上述浓缩液合并，继续浓缩，成稠膏，加入羚羊角、桔梗等细粉及辅料适量，混匀，制成颗粒，干燥；或将合并后的浓缩液喷雾干燥成干膏粉，加入羚羊角、桔梗等细粉及辅料适量，混匀，制成颗粒。喷加薄荷素油及上述挥发油，混匀，压制成 1000 片，包糖衣或薄膜衣，即得。

【性状】本品为糖衣片或薄膜衣片，除去包衣后，显黄棕色至棕褐色；气香，味甜。

【功能与主治】清热解表。用于流行性感冒，症见发热恶风、头痛头晕、咳嗽、胸闷、咽喉肿痛。

【用法与用量】口服。一次 4~6 片，一日 2 次。

【来源】《中国药典》

【显微定量】

鞠爱华等用显微定量法测定羚羊感冒片中羚羊角的含量，以羚羊角特有的碎断片为显微特征物，测得了一定重量纯净羚羊角的显微特征数，并测得自制混合粉末及中成药中羚羊角的含量，结果满意，方法可靠，具体如下。

［羚羊角每毫克显微特征数测定］取羚羊角 2g，粉碎过 100目筛。干燥恒重后精密称取 0.005g、0.01g、0.015g、0.002g、0.025g、0.03g、0.035g，分别与水合氯醛试液多次共研至呈混悬液，并入 5ml 容量瓶内，添至刻度。

对上述每份溶液用微量刻度吸管精取 0.03ml、0.04ml、0.05ml，进行装片观察计数。每份重复装 6 片，每片观察 16 个视野，取其平均值。以羚羊角中不规则碎片为显微特征计数物，其碎片多呈无色或淡黄色，微透明，稍有光泽，表面布有多数近平行排列的长圆形或新月形的纵向裂隙。以碎片长度在 40μm 以上者为计数范围，测量结果见表 3-3-2。

表 3-3-2　羚羊角显微特征数测定结果

显微特征数均值	14	20	24	35	46	57	48	64	80	64	84	105	77	100	125	87	115	149	103	138	173
每毫克显微个数	476	485	470	486	479	475	473	471	473	183	475	475	484	471	472	464	461	477	474	477	478

根据公式 $\overline{X} \pm t_{1-\frac{\alpha}{2}} \times \dfrac{S}{\sqrt{n}}$ 计算出羚羊角每毫克显微特征数为 475 ± 3（$P < 0.05$），即羚羊角每毫克显微特征数落在 478~472 之间的可能性为 95%。

［羚羊角混合粉末显微特征数及百分含量测定］将预测中成药按处方配制缺少羚羊角粉的其他药材的混合粉末，粉碎过 100 目筛。干燥恒重后与羚羊角粉按不同比例配制，充分混匀。各精密称取 0.2g，按上法配制成不同比例的系列溶液，各取 0.05ml 装片。检测方法同前，检测及计算结果见表 3-3-3。

表 3-3-3　羚羊角混合粉末显微特征数测定结果

配制含量（%）	1.019	1.980	3.018	4.029	5.045	6.022
显微特征均数	16	30	46	62	77	91
每毫克显微个数	5	9	14	19	24	29
检测含量（%）	1.018	1.982	3.016	4.032	5.050	5.021

将表 3-3-3 中配制含量与检测含量进行 t 检验，两者无明显差异（$P < 0.01$）。将羚羊角检测含量为横坐标，每毫克显微特征数为纵坐标作图。结果经回归分析，证明含量与每毫克特征数呈显著的线性相关性，其回归方程为：$y=4.75x-0.0037$，$r=0.9999$。当自由度为 4 时查表 $r_{1-0.01}=0.917$，$r > r_{1-0.01}$，相关性极显著。

［中成药中羚羊角的含量测定］分别精密称取不同厂家生产及自配的羚羊感冒片，配制及检测方法同上，测定结果见表 3-3-4

3-3-4　中成药中羚羊角的含量测定结果

生产单位	检测含量（%）	配制含量（%）
中药厂 1	0.7006~0.7029	
中药厂 2	0.6717~0.7021	0.703
按标准自配	0.7007~0.7038	

第四节 胶囊剂

一、概述

胶囊剂系指原料药物或与适宜辅料充填于空心胶囊或密封于软质囊材中制成的固体制剂。

胶囊剂可分为硬胶囊和软胶囊。根据释放特性不同还有缓释胶囊、控释胶囊、肠溶胶囊等。

硬胶囊（通称为胶囊） 系指采用适宜的制剂技术，将原料药物或加适宜辅料制成的均匀粉末、颗粒、小片、小丸、半固体或液体等，充填于空心胶囊中的胶囊剂。

软胶囊 系指将一定量的液体原料药物直接密封，或将固体原料药物溶解或分散在适宜的辅料中制备成溶液、混悬液、乳状液或半固体，密封于软质囊材中的胶囊剂。可用滴制法或压制法制备。软质囊材一般是由胶囊用明胶、甘油或其他适宜的药用辅料单独或混合制成。

缓释胶囊 系指在规定的释放介质中缓慢地非恒速释放药物的胶囊剂。

控释胶囊 系指在规定的释放介质中缓慢地恒速释放药物的胶囊剂。

肠溶胶囊 系指用肠溶材料包衣的颗粒或小丸充填于胶囊而制成的硬胶囊，或用适宜的肠溶材料制备而得的硬胶囊或软胶囊。肠溶胶囊不溶于胃液，但能在肠液中崩解而释放活性成分。

胶囊剂在生产与贮藏期间应符合下列有关规定。

1. 胶囊剂的内容物不论是原料药物还是辅料，均不应造成囊壳的变质。

2. 小剂量原料药物应用适宜的稀释剂稀释，并混合均匀。

3. 硬胶囊可根据下列制剂技术制备不同形式内容物充填于空

心胶囊中。

（1）将原料药物加适宜的辅料如稀释剂、助流剂、崩解剂等制成均匀的粉末、颗粒或小片。

（2）将普通小丸、速释小丸、缓释小丸、控释小丸或肠溶小丸单独填充或混合填充，必要时加入适量空白小丸作填充剂。

（3）将原料药物粉末直接填充。

（4）将原料药物制成包合物、固体分散体、微囊或微球。

（5）溶液、混悬液、乳状液等也可采用特制灌囊机填充于空心胶囊中，必要时密封。

4. 胶囊剂应整洁，不得有黏结、变形、渗漏或囊壳破裂等现象，并应无异臭。

5. 胶囊剂的微生物限度应符合要求。

6. 根据原料药物和制剂的特性，除来源于动、植物多组分且难以建立测定方法的胶囊剂外，溶出度、释放度、含量均匀度等应符合要求。必要时，内容物包衣的胶囊剂应检查残留溶剂。

7. 除另有规定外，胶囊剂应密封贮存，其存放环境温度不高于30℃，湿度应适宜，防止受潮、发霉、变质。生物制品原液、半成品和成品的生产及质量控制应符合相关品种要求。

二、常见胶囊剂的显微定量

洋参丸（胶囊）
Yangshen Wan

【处方】西洋参

【制法】将西洋参的干燥根全部磨粉装于胶囊内即得。

【性状】本品为胶囊剂，内容物为淡黄色至棕黄色的粉末；味微苦、甘。

【功能与主治】补气养阴，清热生津。用于气虚阴亏所致的咳喘，烦躁体倦，口燥咽干。

【**用法与用量**】口服。每粒装 0.5g，一次 3 粒，一日 2 次。

【**来源**】洋参丸胶囊 WS4-32-92 部分进口传统和天然药物制剂注册标准 单行本 Z930002

【**显微鉴别**】

（1）粉末呈米黄色或淡黄白色。

（2）草酸钙簇晶较少，直径 13~78μm，晶瓣多且大多先端尖锐，部分草酸钙簇晶中心部富集晶体，呈菊花状。

（3）木栓细胞近无色、淡黄色或淡黄棕色，类长方形或类多角形，壁薄，细波状弯曲，木化或微木化，有时可见纹理。

【**显微定量**】

西洋参为五加科植物西洋参的干燥根，洋参丸（胶囊）为西洋参根磨粉制得。西洋参根茎为非药用部位，不得入药。依洋参丸的现行标准，无法检测是否掺有西洋参根茎及掺入量。刘海青等利用西洋参根和根茎中草酸钙簇晶数的差异，采用显微定量法，结合薄层色谱法，可以准确有效地检测出洋参丸中是否掺有西洋参根茎。具体方法如下。

［西洋参根和根茎草酸钙簇晶数测定］分别取西洋参根、根茎，粉碎后过 100 目筛，恒重。精密称取 0.3000g 加水合氯醛试液适量，加热片刻，转移至 10ml 量瓶中，定容。对以上各混悬液，用微量移液管吸取 0.03ml 装片（各装 12 片），显微镜下统计草酸钙簇晶数目，根据公式计算，结果见表 3-4-1。

$$N = \frac{X \cdot V}{V' \cdot W}$$

式中　N——显微特征数（个/mg）；

　　　X——显微特征数（片）；

　　　V'——盖玻片下药材混悬液体积（ml）；

　　　V——药材混悬液总体积（ml）；

　　　W——药材称取量（mg）。

表 3-4-1　西洋参根和根茎每毫克显微特征数目的测定

	每片显微特征数	17	15	16	15	14	15	15	16	14	17	16	15
根	每毫克显微特征数	18.89	16.67	17.78	16.67	15.56	16.67	16.67	17.78	15.56	18.89	17.78	16.67
根茎	每片显微特征数	317	279	309	274	291	323	281	292	287	307	302	304
	每毫克显微特征数	352.22	310.00	343.33	304.44	323.33	358.89	312.22	324.44	318.89	341.11	335.56	377.78

对以上实验结果进行统计处理，根据公式 $\overline{X} \pm t_{1-\frac{\alpha}{2}} \times \frac{S}{\sqrt{n}}$ 计算得每毫克西洋参根和根茎草酸钙簇晶数分别为 17.13 ± 0.36（$\alpha=0.05$）和 330.18 ± 5.49（$\alpha=0.05$）。即有 95% 把握认为，每毫克西洋参根及根茎中草酸钙簇晶数分别在 16.77~17.49 和 324.69~335.67 之间。

［不同比例西洋参根和根茎草酸钙簇晶数及根茎百分含量的测定］方法同前，按不同比例将西洋参根和根茎粉末制成混悬液，装片（各装 8 片），显微镜下计数，取均值，检测结果见表 3-4-2。

表 3-4-2　西洋参根和根茎不同比例混合粉末显微特征数及根茎含量测定

西洋参根茎配制含量（%）	4.00	7.99	12.03	15.98	20.00
每片显微特征均数	26.38	38.12	49.50	60.38	71.62
每毫克显微特征数	29.32	42.31	55.00	67.02	79.52
西洋参根茎测定含量（%）	3.90	8.04	12.13	15.94	19.93

对西洋参根茎配制含量与测定含量进行 t 检验：$t=1.38$，查表 $t_{1-\frac{\alpha}{2}} = \begin{cases} \alpha=0.01 \\ f=4 \end{cases}$，$t < t_{1-\frac{\alpha}{2}}$。$t$ 检验证实，配制含量与测定含量无显著差别。

对西洋参根和根茎不同比例混合粉末显微特征数同西洋参根茎百分含量进行相关分析。$r=0.9999$，$f=4$，$\alpha=0.01$；查表

$r_{1-0.01}=0.917$，$|r| > r_{1-0.01}$。相关分析证实，不同比例混合物粉末特征数与根茎百分含量之间有着极显著的正相关；$|r|$ 极近于 1，表明两者之间极近直线关系。

经计算得西洋参根茎的回归方程为 $y=17.07+3.13x$。对回归方程进行显著性检验，方程有显著意义（表 3-4-3）。

以西洋参根茎百分含量为横坐标，每毫克显微特征数为纵坐标作图，得标准曲线。

表 3-4-3　回归方程显著性检验

方差来源	离差平方和	自由度	方差	F 值	显著性
回归	1556.32	1	1565.32	21345.27	$F \geqslant F_{1-0.01}=34.1$
剩余	0.22	5-2	0.073		

［检测洋参丸（胶囊）中西洋参根茎］分别取样品，恒重，精密称取 0.30g，同前法混悬定容，装片计数。检验结果见表 3-4-4。

表 3-4-4　检测洋参丸中西洋参根茎的百分含量

样品	标准规定根茎含量（%）	每片显微特征均数	每毫克显微特征数	实测根茎百分含量（%）	西洋参总皂苷（%）（标准规定4.0~10.0）	TCL 斑点（样品）
1	0.00	29.58	32.86	5.04	5.99	同西洋参
2	0.00	25.50	27.98	3.48	6.72	同西洋参
3	0.00	32.62	36.24	6.12	5.26	同西洋参
4	0.00	27.74	30.44	4.27	8.79	同西洋参
5	0.00	30.42	33.38	5.21	8.58	同西洋参

实验证实，西洋参根和根茎不同比例混合物每毫克显微特征数与根茎百分含量呈显著正相关关系，利用回归方程可检测洋参丸胶囊是否混有未除去的西洋参根茎及其含量，方法简便可靠。

天麻丸（胶囊）

Tianma Wan

【处方】天麻 60g，羌活 100g，独活 50g，盐杜仲 70g，牛膝 60g，粉萆薢 60g，附子 10g，当归 100g，地黄 160g，玄参 60g

【制法】以上十味，粉碎成细粉，过筛，混匀。每 100g 粉末用炼蜜 40~50g 加适量的水泛丸，干燥，制成水蜜丸；或加炼蜜 90~110g 制成小蜜丸或大蜜丸，即得。

【性状】本品为黑褐色的水蜜丸或黑色的小蜜丸或大蜜丸；气微香，味微甜、略苦麻。

【功能与主治】祛风除湿，通络止痛，补益肝肾。用于风湿瘀阻、肝肾不足所致的痹病，症见肢体拘挛、手足麻木、腰腿酸痛。

【用法与用量】口服。水蜜丸一次 6g，小蜜丸一次 9g，大蜜丸一次 1 丸，一日 2~3 次。

【来源】《中国药典》

【显微鉴别】

（1）草酸钙针晶成束或散在，长 25~48μm（天麻）。

（2）石细胞黄棕色或无色，类长方形、类圆形或形状不规则，层纹明显，直径约 94μm（玄参）。

（3）橡胶丝条状或扭曲成团，表面带颗粒性（盐杜仲）。

（4）薄壁组织灰棕色至黑棕色，细胞多皱缩，内含棕色核状物（地黄）。

（5）油管含棕黄色分泌物，直径约 100μm（当归）。

（6）草酸钙砂晶存于薄壁细胞中（牛膝）。

（7）木化薄壁细胞淡黄色或黄色，成片或单个散在，长椭圆形、纺锤形或长梭形，一端常狭尖或有分枝，壁稍厚，纹孔横裂缝状，孔沟明显（粉萆薢）。

【显微定量】

陈桂卿用显微定量法对天麻丸中的主要成分天麻进行显微定

量，发现天麻显微特征物（木化厚壁细胞）数目与药材含量在一定范围内呈显著正相关。用此法对已知量混合粉末及中药材进行检测，所得结果与原配方含量相符，从而证实，用显微定量法，以天麻中木化厚壁细胞为检测特征物，测定成药中天麻的含量是可行的。具体方法如下。

［天麻每毫克显微特征数的测定］取自然干燥的天麻50g，粉碎过100目筛，精密称取0.0761g、0.1008g、0.1251g、0.1508g、0.2026g，分别用水合氯醛试液多次水飞，并加入5ml容量瓶内，添至刻度。

分别用刻度吸管精取0.02ml、0.03ml、0.04ml于载玻片上，用盖玻片覆盖，每份溶液重复装8片，分别置镜下观察，每片观察16个视野，取其16个视野特征物总和为一个检测数据，8片的平均值为该浓度混悬液显微特征数，按以下公式计算出每毫克纯净天麻显微特征物（木化厚壁细胞）数目。实验数据及计算结果见表3-4-5。

$$特征物个数（个 /mg）= \frac{X \cdot V}{V_1 \cdot W}$$

式中　X——16个视野特征数之和（8片的平均值）；

　　　V——混悬液总体积（ml）；

　　　V_1——盖玻片下混悬液体积（ml）；

　　　W——药材称取量（mg）。

表3-4-5　天麻粉末每毫克显微特征数测定

取样量（ml）	特征数的观测								特征数均值	每毫克特征数
	1	2	3	4	5	6	7	8		
0.02	21	19	23	17	19	17	19	19	19.25	63.34
0.03	30	27	29	29	29	24	27	25	27.50	60.23
0.04	44	39	43	40	35	42	34	42	39.88	65.50
0.02	25	24	23	25	25	26	23	22	24.38	60.45
0.03	35	35	36	38	37	34	35	37	35.88	59.30

| 取样量 | 特征数的观测 | | | | | | | | 特征数 | 每毫克特 |
（ml）	1	2	3	4	5	6	7	8	均值	征数
0.04	48	49	48	52	55	51	50	48	50.12	62.16
0.02	35	34	35	32	33	31	30	31	32.62	65.20
0.03	49	52	47	48	46	53	45	47	48.25	64.28
0.04	57	56	64	61	60	60	62	56	59.50	59.45
0.02	44	43	41	40	37	36	35	40	39.50	65.48
0.03	51	56	61	50	54	50	56	48	53.62	59.27
0.04	68	69	73	78	74	70	79	69	72.60	60.10
0.02	42	48	4	45	42	34	37	39	43.62	63.32
0.03	63	61	60	60	67	71	64	67	64.62	61.55
0.04	86	84	80	91	87	79	90	93	85.50	61.07
0.02	59	53	53	52	49	53	52	57	53.50	66.02
0.03	81	81	81	71	83	82	73	74	78.38	64.47
0.04	107	96	99	102	96	111	96	101	101.00	62.31

从以上实验结果可知，每毫克天麻所含木化厚壁细胞数目为一常数，为了找出这一常数，对 18 次实验结果进行统计处理，根据公式 $\bar{X} \pm t_{1-\frac{\alpha}{2}} \times \frac{S}{\sqrt{n}}$ 求算出天麻每毫克特征数目为 62.36±1.16，因此有 95% 的把握认为天麻每毫克特征数在 61.20~63.52 之间。

［天麻与甘草混合粉末显微特征数及百分含量的测定］为了确认选择木化厚壁细胞为天麻的显微特征物是否合适，以及测定常数的可靠性如何，故配制天麻、甘草不同含量的混合的粉末进行检测。

将干燥、粉碎过 100 目筛的天麻与甘草粉末按不同比例配制，总量为 0.5g 左右，充分混匀后，再精密称取 0.15g，用水合氯醛多次水飞，并入 5ml 容量瓶内，添至刻度，配制成不同比例已知准确浓度混合粉末的混悬液。每份混悬液用刻度吸管各精取 0.04ml 装片，检测方法同前，根据以下公式计算出混合粉末中天麻的百分含量。

$$含量（\%）=\frac{X \cdot V}{V_1 \cdot W \cdot N} \times 100\%$$

式中，N 为净药材每毫克显微特征个数，其余同前。

检测及计算结果见表3-4-6。

表3-4-6 混合粉末显微特征数及含量结果

编号	混合粉末各成分称取量（g）	混合粉末称取量（g）	天麻的百分成分含量（%）	特征数的检测								特征数均值	每毫克特征数	天麻的检测浓度（%）
				1	2	3	4	5	6	7	8			
1	天麻：0.0494	0.1507	9.91	9	8	5	7	8	9	5	6	7.13	5.91	9.48
	甘草：0.4491													
2	天麻：0.1018	0.1499	20.19	18	14	15	14	13	16	18	16	15.50	12.92	20.73
	甘草：0.4024													
3	天麻：0.1500	0.1501	59.92	21	28	29	18	26	18	19	18	22.12	18.42	29.55
	甘草：0.3513													
4	天麻：0.2003	0.1600	39.96	32	34	25	34	29	29	23	28	29.38	24.48	39.25
	甘草：0.3010													
5	天麻：0.2503	0.1510	39.94	33	34	36	40	35	41	40	38	37.25	40.84	49.45
	甘草：0.1309													
6	天麻：0.3015	0.1507	60.05	48	49	40	45	48	39	47	43	44.77	47.22	59.69
	甘草：0.2006													

将表3-4-6中配制含量与检测含量进行 t 检验，两者无明显差异。以天麻检测含量为横坐标，每毫克显微特征数为纵坐标作散点图。结果经回归分析，发现天麻含量与其每毫克特征数呈显著的线性相关性，其回归方程为：$y=62.3521x+0.0018$，$r=0.99986$。

当自由度为4时，查表 $r_{1-0.05}=0.811$，$r > r_{1-0.05}$，相关性极显著。

对回归方程进行方差分析，结果见表3-4-7。

表 3-4-7　回归方程显著性检验

项目	自由度	离差平方和	方差	F 值	显著性
回归	1	669.0879	669.0879	13824.13	$F > F_{1-0.05} = 7.71$
剩余	6-2	0.1934	0.0484		极显著

可知回归方程确有意义。

从上述分析得出，只要测得天麻每毫克木化厚壁细胞的数目，就可以从曲线或方程中求得天麻的百分含量。

[中成药天麻丸中天麻的含量测定] 取某制药厂生产的天麻丸，粉碎过 100 目筛，精密称取 0.1255g、0.1505g、0.1808g、0.2001g、0.2253g、0.2540g，同前法配制成 5ml 溶液，各精取 0.04ml。检测方法步骤同前，结果见表 3-4-8。

表 3-4-8　天麻丸中天麻显微特征数及含量结果

编号	成药称取量（g）	特征数的检测								特征数均值	检测含量（%）	平均检测含量（%）
		1	2	3	4	5	6	7	8			
1	0.1255	7	5	4	7	7	5	3	5	5.36	8.58	
2	0.1505	7	5	5	6	6	6	7	7	6.12	8.16	
3	0.1808	9	8	5	8	8	6	6	8	7.24	8.04	8.04 ~ 8.42
4	0.2001	9	8	9	7	8	8	7	9	8.12	8.14	
5	0.2253	8	7	9	11	10	9	11	9	9.05	8.23	
6	0.2540	10	12	12	11	8	10	8	11	10.25	8.22	

实验证明，以天麻特有的木化厚壁细胞为显微特征计数物，特征明显，专属性强，不受成药中其他植物类生药的各种细胞及内含物等的影响和干扰，结果准确可靠。这一方法的引用，使得贵重生药的质量控制得以实现，从而拓宽了显微定量法的应用范围和使用价值。

消渴生津胶囊
Xiaoke Shengjin Jiaonang

【处方】天花粉 694g，黄芩 208g，地黄 556g，知母 208g，石

膏 833g，麦冬 347g，五味子 208g，北沙参 278g

【制法】以上八味，加水煎煮二次，第一次 1.5h，第二次 1h，合并煎液，滤过，滤液浓缩至相对密度为 1.21~1.23（63~65℃）的清膏，加乙醇使含醇量至 75%，静置 24h，滤取上清液，残渣再加乙醇使含醇量至 65%，静置 24h，合并两次上清液，回收乙醇至无醇味，浓缩至相对密度为 1.30（80℃）的稠膏，干燥，粉碎成细粉，过筛，混匀，装入胶囊，即得。

【性状】本品为胶囊剂，内容物为棕褐色的粉末；味苦。

【功能与主治】清热润肺，生津止渴。用于消渴病引起的口渴多饮，口干舌燥等。

【用法与用量】口服，一次 3~4 粒，一日 3 次。

【来源】医院制剂品种

【显微鉴别】

（1）石细胞黄绿色，长方形、椭圆形、类方形、多角形或纺锤形，直径 27~72μm，壁较厚，纹孔细密（天花粉）。

（2）网纹导管多见，直径 24~72μm。木纤维多碎断，直径约 12μm，有稀疏斜纹孔（黄芩）。

（3）种皮外层石细胞群呈多角形或稍长，大小颇均匀，直径 18~50μm，壁厚，孔沟极细密，胞腔小，内含棕色物质（五味子）。

【显微定量】

消渴生津胶囊中天花粉因其化学成分较特殊，无合适的检测方法，张丽娟等采用显微定量法对消渴生津胶囊中的天花粉进行了定性鉴别和含量测定，为中成药中天花粉的测定提供了参考。

［天花粉含量检测］以十万分之一分析天平分别精密称取不同重量组别的天花粉和成药。每个重量平行称取 7 份，直接装片镜检，读取每个称量样品的天花粉石细胞数。数理统计处理证明天花粉石细胞数与其重量呈显著正相关，并拟合直线方程，据此得成药中天花粉的含量。结果见表 3-4-9、表 3-4-10。

表 3-4-9 　不同组别天花粉的含量及石细胞数

组别	1	2	3	4	5	6	7
重量 $[\bar{x}_天$（mg, n=7）]	4.497	5.504	6.507	7.526	8.496	9.514	10.493
石细胞数 $[\bar{y}_天$（个, n=7）]	22.57	27.43	28.86	33.71	34.43	37.28	39.00

表 3-4-10 　不同组别成药中天花粉含量及石细胞数

组别	1	2	3	4
重量 $[\bar{x}_成$（mg, n=7）]	30.01	40.00	50.01	60.01
石细胞数 $[\bar{y}_成$（个, n=7）]	25.14	29.43	33.28	37.14

由 $\bar{x}_天$、$\bar{y}_成$ 求相关系数为 r=0.9842，线性关系显著，即天花粉石细胞数与重量呈显著正相关，直线方程为 y=11.88+2.666x。

将表 3-4-10 中 $\bar{y}_成$ 代入方程，得成药中天花粉重量测定值 $\bar{x}_天$，测定含量 $\bar{x}_天/\bar{x}_成$ 及相对误差（测定含量 – 配制含量 / 配制含量），计算结果见表 3-4-11。

表 3-4-11 　不同组别成药中天花粉含量及相对误差

组别	1	2	3	4
测定含量（%）	16.57	16.45	16.04	15.79
相对误差（%）	4	3	0.7	0.7

由表 3-4-11 可见，测定含量随样品重复的增加而愈趋近配制含量，故选 50mg 为代表进行显著性差异实验，结果 $|t|$=1.0286（n=28），即测量含量与配制含量无显著性差异。

天花粉石细胞体积较大，分布均匀度会受到一定影响，而且单位重量中数量较少，当天花粉重量 ≥ 4.5mg 时，其石细胞数与重量呈显著正相关；统石细胞数时，读取完整或近完整者，并取 7 个称样量的平均值，较为稳定。

复方丹参胶囊
Fufang Danshen Jiaonang

【处方】丹参 450g，三七 141g，冰片 8g

【**制法**】以上三味，三七粉碎成细粉；冰片用乙醇溶解，用倍他环糊精包合，备用；丹参用乙醇加热回流提取 1.5h，提取液滤过，滤液回收乙醇并浓缩至适量，备用；药渣用 50% 乙醇加热回流提取 1.5h，提取液滤过，滤液回收乙醇并浓缩至适量，备用；药渣加水煎煮 2h，煎液滤过，滤液浓缩至适量，与上述各浓缩液合并，浓缩，加入三七细粉，混匀，干燥，粉碎成细粉，再加入冰片倍他环糊精包合物，混匀，装入胶囊，制成 1000 粒，即得。

【**性状**】本品为硬胶囊，内容物为棕黄色至棕褐色的颗粒和粉末；气芳香，味微苦。

【**功能与主治**】活血化瘀，理气止痛。用于气滞血瘀所致的胸痹，症见胸闷、心前区刺痛；冠心病、心绞痛见上述证候者。

【**用法与用量**】口服，一次 3 粒，一日 3 次。

【**注意**】孕妇慎用。

【**来源**】《中国药典》

【**显微定量**】

肖冰梅等采取显微定量法测定复方丹参胶囊中三七的含量。三七粉末的显微特征明显易见，选用三七的树脂道作为参照物进行显微定量研究，结果表明专属性强。该法简单可靠，对此药的质量控制有一定推广使用价值。具体如下。

[标准药材粉末的显微鉴别] 将三七的干燥药材破碎，置粉碎机中打成粉末，使过 100 目筛。取三七粉末用蒸馏水制片，可见极大量细小淀粉粒，有多数极其明显的棕褐色及黄棕色树脂道，并见少数网纹导管及木栓细胞。选取数目多且体积大的树脂道碎片为显微鉴别特征。

[复方丹参胶囊显微鉴别] 破碎此胶囊，取出粉末制成水装片镜检。

[三七标液每毫克显微特征数的测定] 称取三七过筛细粉约 3g 置称量瓶中，在 105℃烘箱中干燥 1h 以上，取出后迅速移至

干燥皿中冷却 30min，用减量称量法快速称取三七粉末 0.0500g、0.1002g、0.1499g、0.2000g、0.2502g、0.3000g 置 25ml 容量瓶中以蒸馏水定容，摇匀。即得三七的标准溶液。

三七选取数目多且体积大的树脂道碎片为显微特征计数物。以宽度大于 25μm 者计数。将标本上、下倒置摇匀，对每份溶液用微量移液器精密量取 30μl 混悬液滴于血球计数板上，使混悬液布满其区域范围且不溢出，无气泡产生，每份重复装 6 片。

［复方丹参胶囊毫克显微特征数的测定］精密量取干燥的复方丹参胶囊粉末 0.0200g、0.0400g、0.0603g、0.0805g、0.1004g、0.1205g 配制成 10ml 的混悬液，用三七标液测定法测定。

以三七的树脂道作为显微测定的特征，按以下公式计算。计算结果见表 3-4-12。

$$显微特征个数（个/mg）= \frac{X \cdot V}{V \cdot W}$$

式中　X——30μl 混悬液的显微特征数；

　　　V——药材混悬液总体积（ml）；

　　　V——血球计数板上混悬液体积（μl）；

　　　W——粉末称取量（mg）。

表 3-4-12　标准混悬液中树脂道显微测定结果

显微特征数	38	39	36	38	35	38	72	78	77
每毫克显微个数	633	650	600	633	583	633	599	649	640
显微特征数	74	80	81	102	105	108	106	107	102
每毫克显微个数	615	665	674	567	584	600	589	595	567
显微特征数	144	146	143	154	150	148	188	197	199
每毫克显微个数	600	608	596	642	625	617	626	656	663
显微特征数	196	203	192	204	206	220	208	213	210
每毫克显微个数	653	676	639	567	572	561	578	592	583

三七中树脂道每毫克显微特征个数是 616±1，即树脂道每毫克显微特征个数落在 615~617 之间可能性为 95%，结果可靠。

以树脂道的每毫克特征数为基数对胶囊进行显微定量。在观察中，混悬液含极多量的树脂道。按以下公式计算。

$$树脂道含量（\%）= \frac{X \cdot V \cdot 100}{V \cdot W \cdot N}$$

式中　N——纯粉末每毫克显微特征个数（个/mg）；

X——混悬液的显微特征数（个）；

V——混悬液总体积（ml）；

V——血球计数板上混悬液体积（μl）；

W——粉末称取量（mg）。

X=497，测出此胶囊中三七含量为80.6%~80.8%。

参考文献

［1］国家药典委员会.中华人民共和国药典2025年版（一部）［M］.北京：中国医药科技出版社，2025.

［2］石俊英，宋广运.中药显微定量法的研究［J］.中药通报，1985，10（10）：443-445.

［3］王长塿，石俊英，于立芬.二陈丸显微定量研究初报［J］.山东中医学院学报，1982，5（1）：62.

［4］王长塿，于立芬，石俊英，等.六味地黄丸的显微定量研究报告［J］.中药通报，1983，8（2）：12-14.

［5］李娜.六味地黄丸中牡丹皮、山茱萸显微定量研究［D］.辽宁中医药大学，2009.

［6］陈聪慧，康廷国.栀子金花丸中金银花的显微定量研究［J］.中国现代中药，2011，13（11）：43-45.

［7］刘训红，任仁安.几种显微定量法进行中成药质量分析的探讨［J］.南京中医学院学报，1987（4）：34-36.

［8］周凯，高春花.显微定量法测定回生第一丹和七厘散中麝香的含量［J］.药物分析杂志，1991，11（3）：166.

［9］鞠爱华，王丽君.显微定量法测定制剂中羚羊角的含量［J］.中成药，1991，13（10）：13.

［10］姜清华，翟延军，王荣祥．羚羊清肺丸中羚羊角的显微定量研究［J］．中药材，2004，27（2）：90．

［11］李卫民，卜志勇．牛黄解毒丸中大黄和黄芩显微定量测定［J］．中成药研究，1987，9（6）：7-8．

［12］李卫民，聂群才，周志凌．香连丸中黄连的显微定量测定［J］．山西医学院学报，1992，23（1）：88．

［13］梁益敏，武祖发，冯希明．香连丸中黄连的显微定量测定［J］．中国中药杂志，1997，22（5）：285．

［14］杨来秀，鞠爱华，青梅，等．显微定量法测定中成药中黄柏的含量［J］．内蒙古医学院学报，1999，21（1）：36．

［15］栾晓静，苑冬敏，康廷国．五子衍宗丸中枸杞子的显微定量研究［J］．辽宁中医杂志，2007，34（5）：646-647．

［16］郑佳佳，李云静，张建逵，等．礞石滚痰丸中黄芩的显微定量研究［J］．中国中医药现代远程教育，2017，15（18）：141-143．

［17］厉妲，张建逵，梁鹂，等．橘红丸中款冬花的显微定量研究［J］．现代中药研究与实践，2016，30（6）：25-30．

［18］陈桂卿，马彦彪，冯辉等．天麻丸中天麻的显微定量［J］．内蒙古中医药，2000（19）：87-89．

［19］袁巍，康廷国，张慧．苏合香丸中丁香的显微定量研究［J］．辽宁中医杂志，2020，47（6）：155-157．

［20］刘歆韵．逍遥丸中白芍、茯苓的显微定量研究［D］．辽宁中医药大学，2010．

［21］吴楠．杞菊地黄丸中菊花、八珍益母丸中益母草显微定量研究［D］．辽宁中医药大学，2011．

［22］刘子薇，谢林辰，靳羽含，等．七厘散中红花的显微定量研究［J］．药学研究，2020，39（7）：385-387，393．

［23］李卫民，高英，全红，等．中成药中肉桂、红花的显微定量［J］．中成药，1994，16（2）：18-19．

［24］郭爽，梁鹂，李庆，等．肉桂显微特征指数与化学成分

相关性研究［J］．时珍国医国药，2016，27（10）：2312-2315．

［25］樊柳园，朱华，滕建北，等．显微数量化在中药品质鉴定的应用［J］．中华中医药学刊，2019，37（8）：1868-1872．

［26］鞠爱华，杨来秀，孙雪艳．参苓白术散中人参的显微定量［J］．内蒙古药学，1988（7）：13．

［27］罗红婷．人参、大黄等六种中药材显微量化研究［D］．广州中医药大学，2014．

［28］田原，边潋，许亮，等．石柱参显微定量与红外光谱鉴定研究［J］．中华中医药学刊，2023，41（6）：101-105，271-273．

［29］鞠爱华，杨来秀．显微定量法测定锡类散及珠黄散中珍珠的含量［J］．中成药，1993，15（4）：43-44．

［30］杨来秀，李庆宝，周秀芳，等．显微定量法测定脐风散中全蝎的含量［J］．内蒙古医学院学报，2001，23（2）：104．

［31］杨来秀，杨树青，渠弼．显微定量法测定中成药中猪牙皂的含量［J］．内蒙古医学院学报．2003，25（2）：92．

［32］王菲，杨燕云，许亮，等．大皂角、山皂角和猪牙皂三种药材的显微鉴别［J］．中药材，2013，36（10）：1599-1601．

［33］刘训红，任仁安．参比物法的中成药显微定量研究［J］．药物分析杂志，1988，8（6）：332．

［34］杨来秀，鞠爱华，庞秀生，等．蒙成药高勒图－宝日－6中丁香与诃子的含量测定［J］．中国民族医药杂志，1996，2（s）：73-74．

［35］王玉珏，孟宪纾，刘玉亭．显微定量法测定牛黄解毒片中大黄的含量［J］．中国中药杂志，1990，15（6）：351-353．

［36］刘海青，刘亚蓉，朱志强．显微定量法测定洋参丸中西洋参根茎的含量［J］．中成药，1998，20（4）：44-46．

［37］张立娟，李锦，林莉，等．显微定量法测定消渴生津胶囊中的天花粉［J］．中草药，1998，28（5）：285．

［38］肖冰梅，吴泽宇，刘晶．复方丹参胶囊的显微及理化鉴别质量研究［C］//中华中医药学会中药鉴定分会．中华中医药学会

第九届中药鉴定学术会议论文集——祝贺中华中医药学会中药鉴定分会成立二十周年. 湖南中医药大学中药鉴定教研室, 湖南中医药大学药学院, 2008: 527-529.

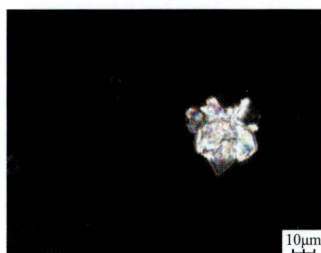
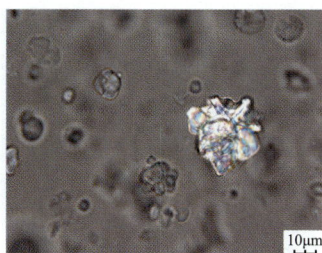

草酸钙簇晶（偏光）　　　　　　　　草酸钙簇晶

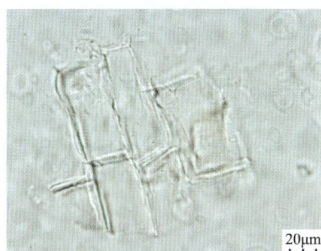
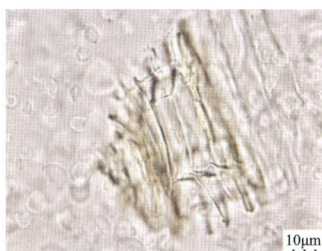

木栓细胞1　　　　　　　　　　　木栓细胞2

图2-1-1　人参粉末显微特征图

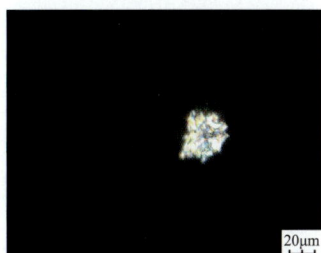
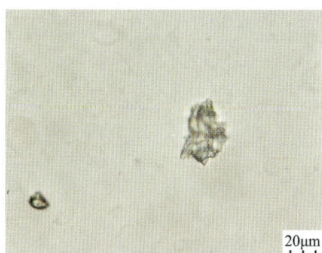

草酸钙簇晶（偏光）　　　　　　　　草酸钙簇晶

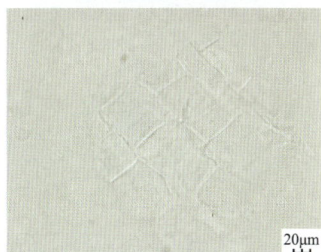

木栓细胞1　　　　　　　　　　　木栓细胞2

图2-1-2　西洋参粉末显微特征图

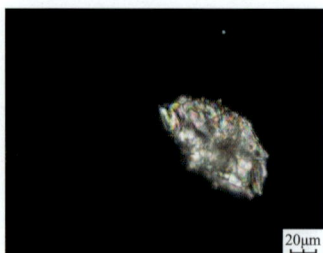
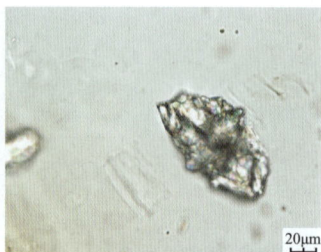

草酸钙簇晶（偏光）　　　　　　草酸钙簇晶

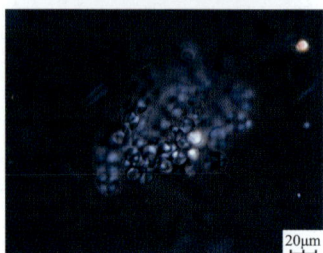
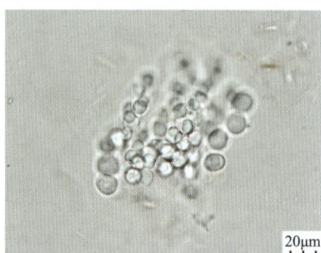

淀粉粒（偏光）　　　　　　　淀粉粒

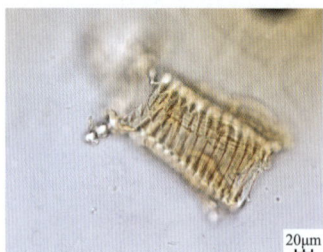
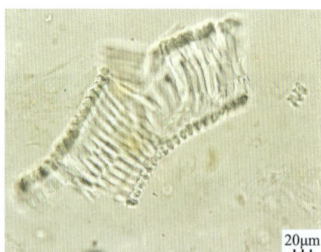

导管1　　　　　　　　　　导管2

图 2-1-3　大黄粉末显微特征图

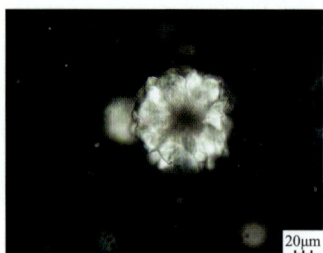
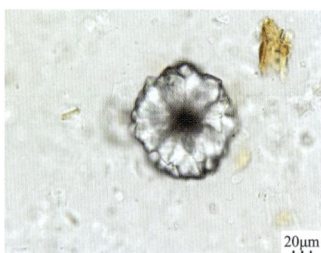

草酸钙簇晶（偏光）　　　　　　草酸钙簇晶

图 2-1-4　藏边大黄粉末显微特征图

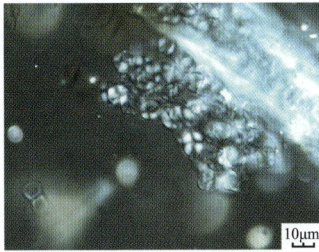

淀粉粒（偏光）

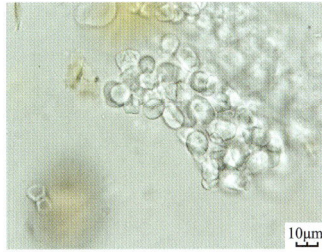

淀粉粒

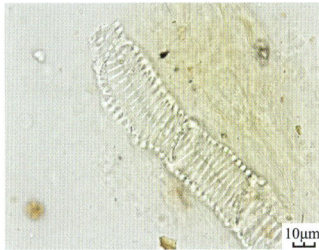

导管 1

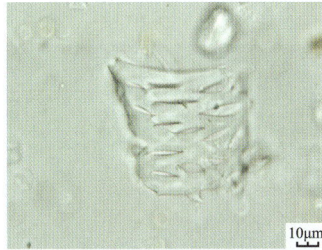

导管 2

图 2-1-4　藏边大黄粉末显微特征图（续）

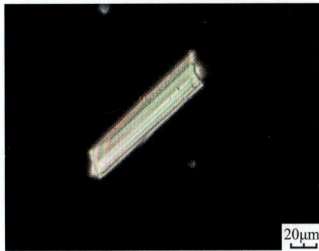

柱晶（偏光）

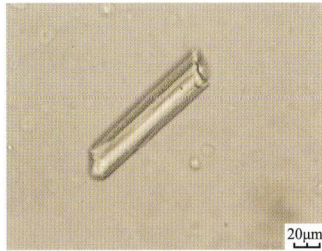

柱晶

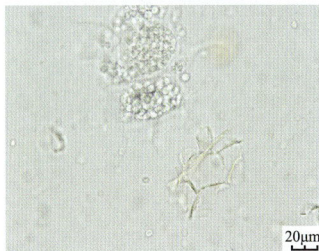

淀粉粒

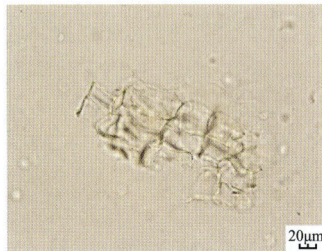

木栓细胞

图 2-1-5　射干粉末显微特征图

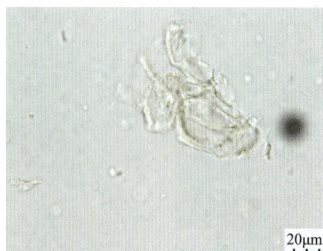

薄壁细胞

图 2-1-5　射干粉末显微特征图（续）

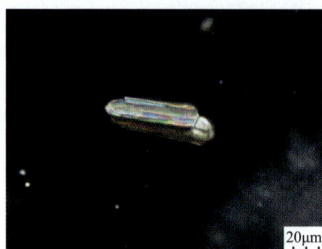

柱晶（偏光）

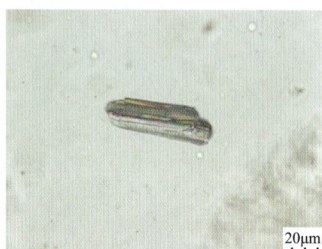

柱晶

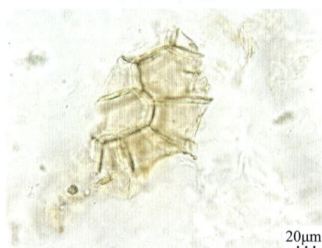

木栓细胞

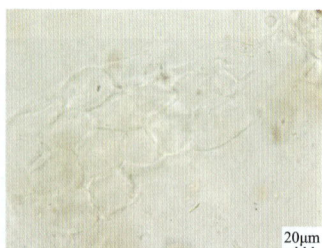

薄壁细胞

图 2-1-6　川射干粉末显微特征图

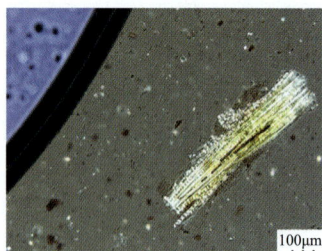

纤维（偏光）

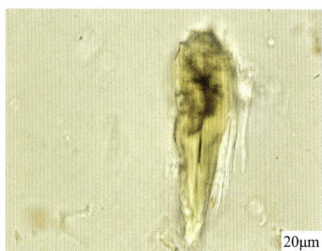

石细胞

图 2-1-7　黄柏粉末显微特征图

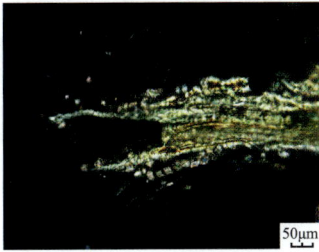

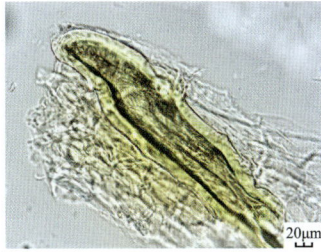

纤维（偏光）　　　　　　　　　　石细胞

图 2-1-8　关黄柏粉末显微特征图

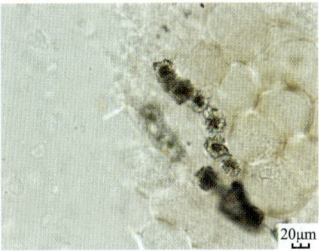

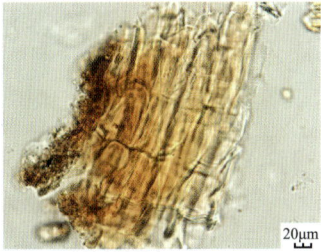

簇晶　　　　　　　　　　　木栓细胞

图 2-1-9　赤芍粉末显微特征图

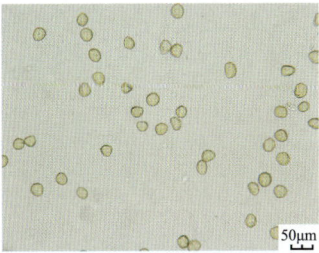

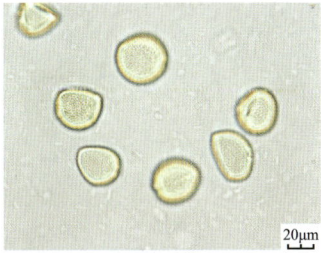

蒲黄花粉粒　　　　　　　　　蒲黄孢子

图 2-1-10　蒲黄粉末显微特征图

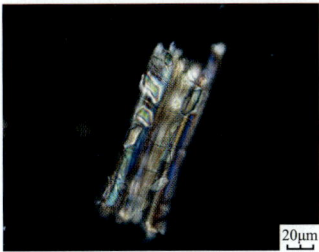

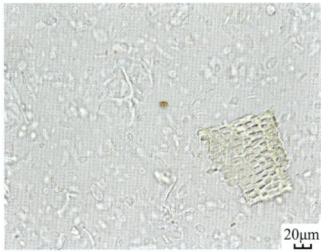

纤维（偏光）　　　　　　　　　　导管

图 2-1-11　甘草粉末显微特征图

203

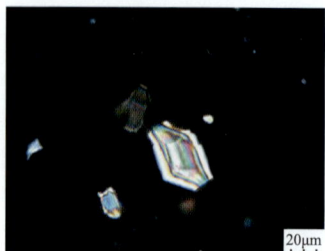

方晶（偏光）

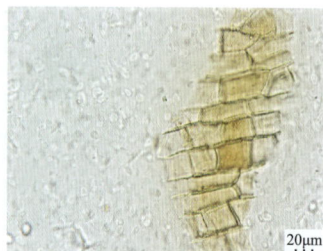

木栓细胞

图 2-1-11　甘草粉末显微特征图（续）

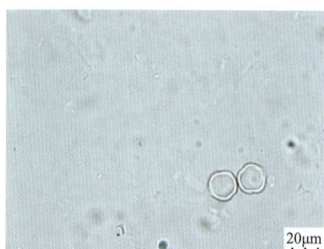

花粉粒

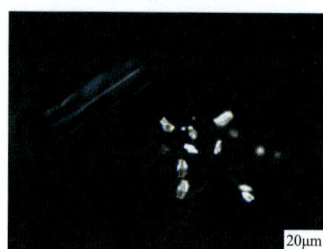

方晶（偏光）

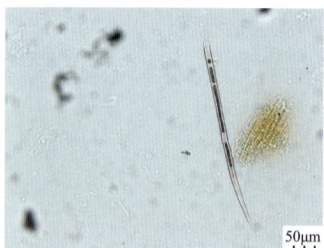

非腺毛

表皮细胞

图 2-1-12　槐花粉末显微特征图

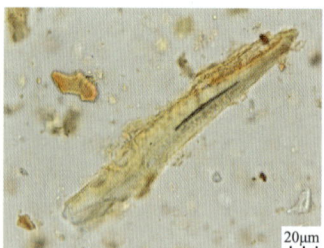

纤维 1

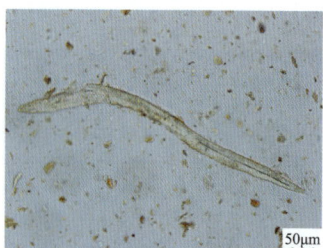

纤维 2

图 2-1-13　肉桂粉末显微特征图

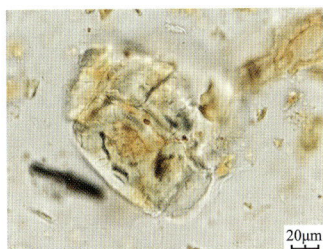

石细胞1

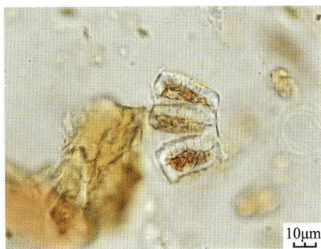

石细胞2

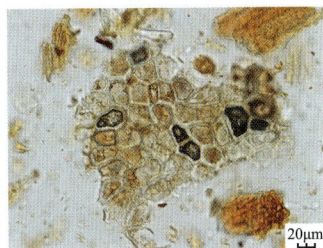

木栓细胞

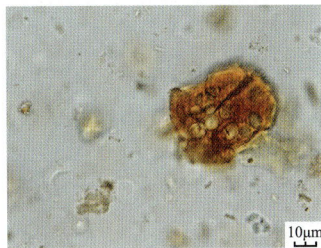

油细胞

图 2-1-13　肉桂粉末显微特征图（续）

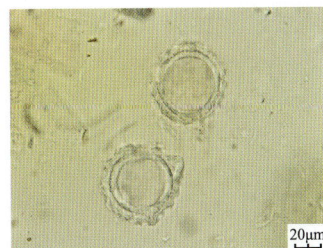

花粉粒

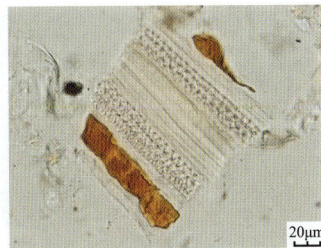

分泌细胞1

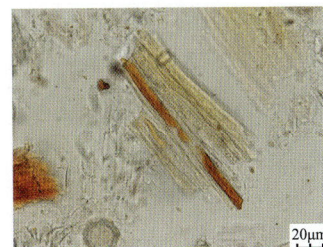

分泌细胞2

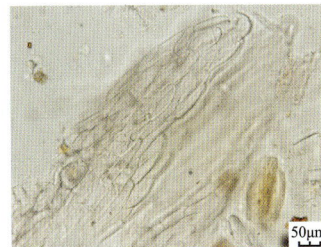

花冠裂片顶端表皮细胞

图 2-1-14　红花粉末显微特征图

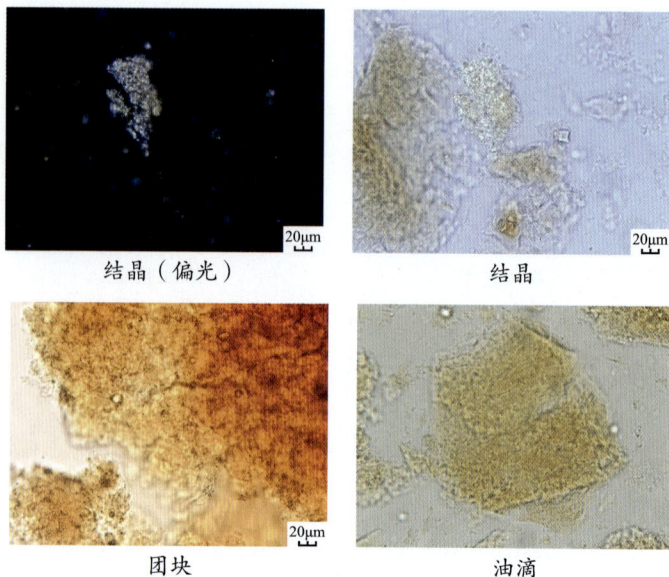

结晶（偏光）

结晶

团块

油滴

图 2-1-15　麝香粉末显微特征图

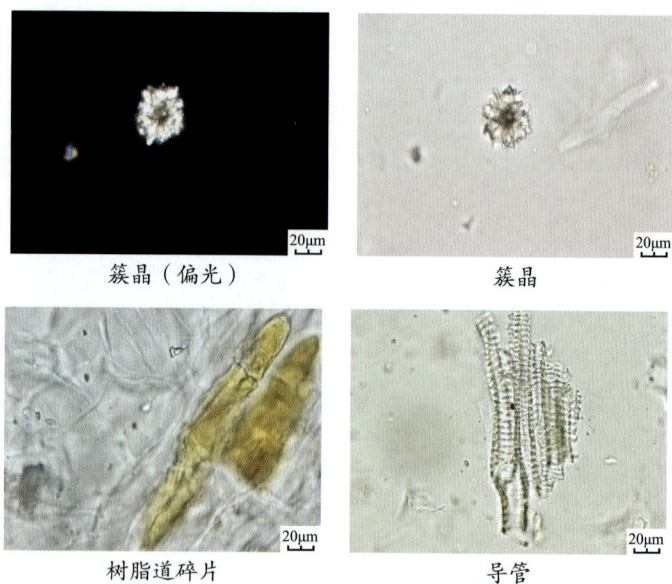

簇晶（偏光）

簇晶

树脂道碎片

导管

图 2-1-16　人参芦头粉末显微特征图

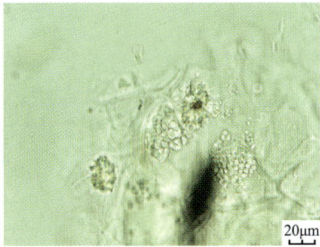

淀粉粒

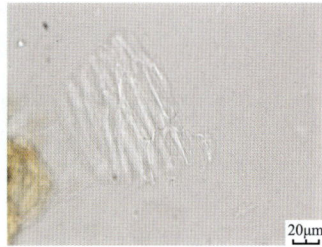

木栓细胞

图 2-1-16　人参芦头粉末显微特征图（续）

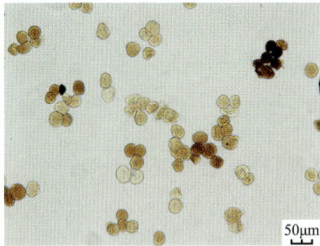

花粉粒 1

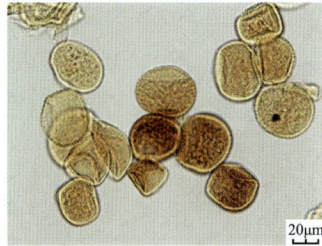

花粉粒 2

图 2-2-1　蒲黄炭粉末显微特征图

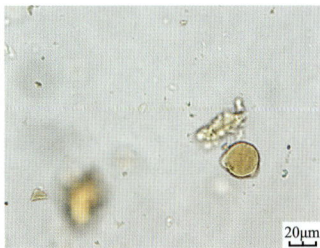

花粉粒

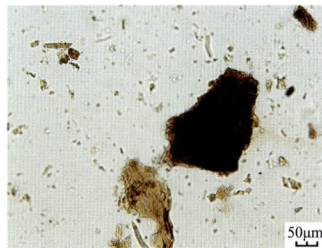

块状物

图 2-2-2　槐花炭粉末显微特征图

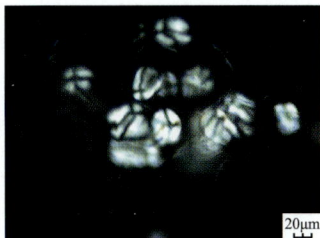

淀粉粒（偏光）

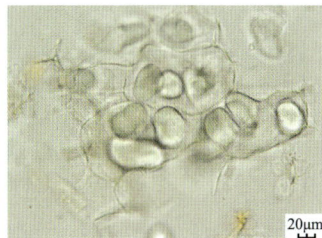

淀粉粒

图 2-2-3　藕节粉末显微特征图

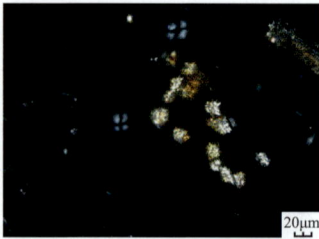

簇晶（偏光）

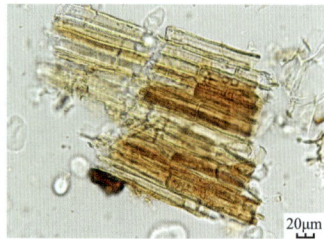

表皮细胞

图 2-2-3　藕节粉末显微特征图（续）

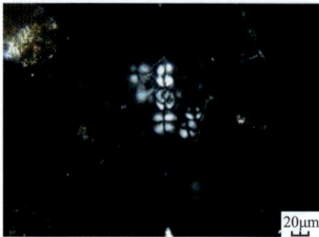

淀粉粒（偏光）

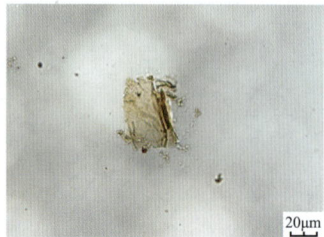

块状物

图 2-2-4　藕节炭粉末显微特征图

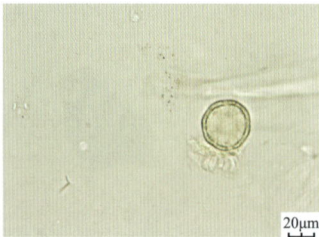

花粉粒

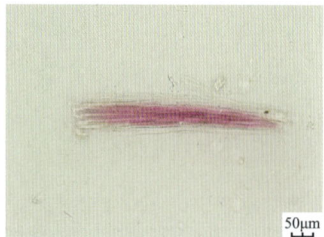

花被细胞

图 2-2-5　鸡冠花粉末显微特征图

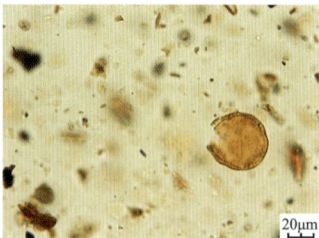

花粉粒

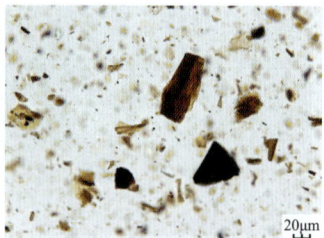

块状物

图 2-2-6　鸡冠花炭粉末显微特征图

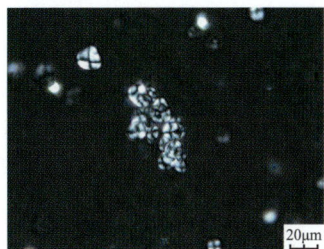
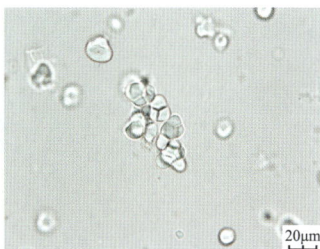

淀粉粒（偏光）　　　　　　　　　　淀粉粒

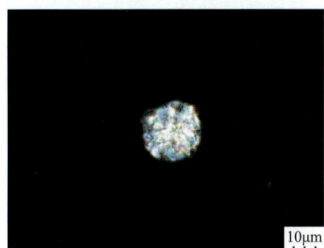
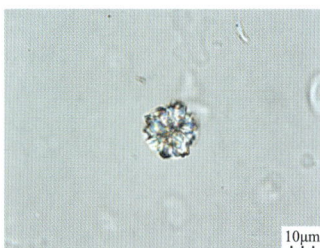

簇晶（偏光）　　　　　　　　　　簇晶

图 2-2-7　牡丹皮粉末显微特征图

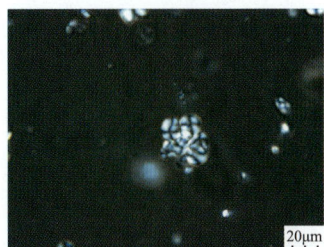
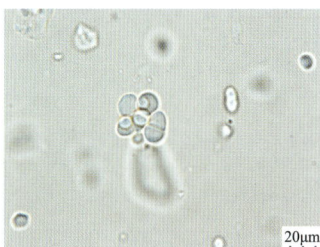

淀粉粒（偏光）　　　　　　　　　　淀粉粒

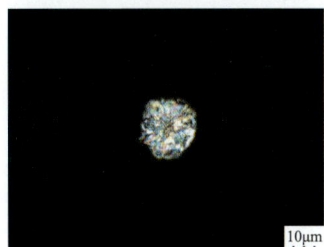
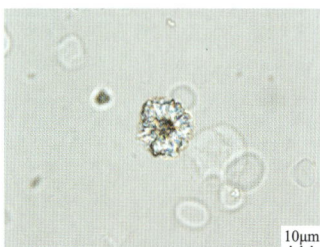

簇晶（偏光）　　　　　　　　　　簇晶

图 2-2-8　牡丹皮炭粉末显微特征图

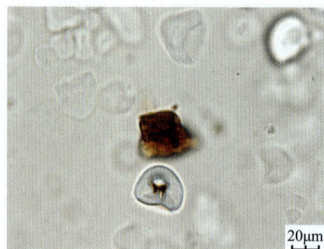

块状物

图 2-2-8　牡丹皮炭粉末显微特征图（续）